校正方輿輗解説講義

〈小児門〉

菅原　健　著

たにぐち書店

序

有持桂里（一七五八―一八三五）は、江戸時代を代表する漢方医の一人であり、臨床的経験に基づいた古方（傷寒雑病論処方）の使い手であった。有持桂里の処方の適応は、独特に見えつつも、深い考察と知識に基づいており、現代の漢方治療にも役立つ。

本書著者の菅原健氏は、小生と同世代の漢方医の中でも特異で優秀な存在である。その診察や患者の観察における鋭い視点と理解力は、まさに有持桂里を彷彿とさせる。菅原健氏と有持氏が時代を超えて出会ったことで、たにぐち書店の『方輿輗解説』が執筆された。『方輿輗』は、桂里が実際に行った医学講義を、奥州の八谷子良が筆記した医学書である。さらに、有持桂里が七十歳を超えて、重複や欠落がある『方輿輗』が出回っていることで、嘲りを受けていると知り、自分の言葉で解説し直したのが『校正方輿輗』である。菅原氏は、本書の先駆けとして『校正方輿輗』の婦人門を解説した『校正方輿輗解説講義〈婦人門〉』を著している。

本書では、菅原氏が『校正方輿輗』の小児門に解説を加えている。『校正方輿輗』では、小児の漢方診療における診察が重要視され、「望聞問切は古来醫家の大則と人の所知なり」とあり、小児では診察が困難であったり、蝕知しにくい、という理由であまり重視されていない脈診についても、「然るに艸澤の醫の生兒を診するを視るに誠に義理か役かの如く輕率に診過し、甚しきは仮にも脉を持たざる者あり」と戒められている。本書では、ここに、菅原氏の文献的考察と診察方法における先人の意見が記載されて解説されており、多面的な知識を得られるとともに、伝統的ではあるが根拠のはっきりしない診察法についても疑問を持って取捨選択する手掛かりとなる。

本書が、小児の漢方医学が現代医学の発展と歩みを合わせて進歩する一助となるのは間違いない。最後に、より多くの漢方医の肘后の一冊となることを祈念する。

二〇二四年二月二二日　広島にて

小川 恵子

はじめに

この『校正方輿輗解説講義〈小児門〉』は、たにぐち書店発行の月刊誌『月刊 漢方療法』に令和二年二月号から令和四年一〇月号まで連載されていた内容を、単行本として若干改訂加筆して編輯したものであり、内容的には有持桂里の著書である『校正方輿輗』巻之三と巻之四の全文と解説より成る書である。

なるべく本文は其の儘に載せているが、解説の都合上難しい漢文等は読み下しに書き直して載せているところもある。

解説にはなるべく現代流漢方用語や中医用語を用いず、また生薬の解説もなるべく江戸時代のその当時使用していた和漢の語彙を使用して解説するよう心掛け、且つ現代人にも分かりやすいようにしたつもりである。

文章がおかしなところや読みにくいと思われるところもあると思うが、専門である医学も今以て拙く、且つ文学への造詣は更に浅い所である故、読者はこれを許してほしい。

日々の診療の一助となれば幸である。

甲府市　菅原健　識

校正方輿輗解説講義〈小児門〉目次

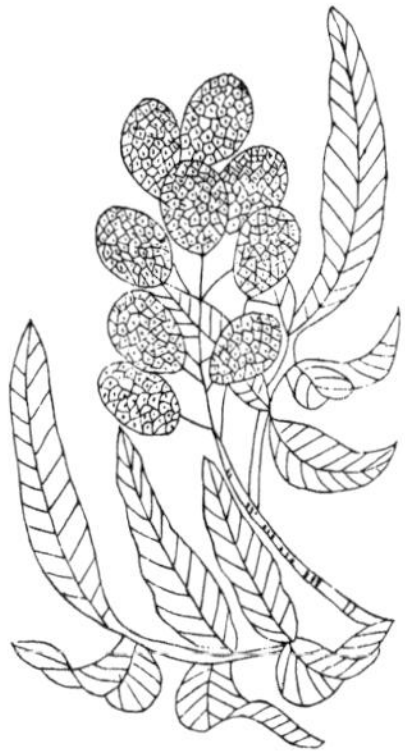

小児門

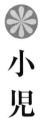

校正方輿輗巻之三

桂里有持先生口授

門人　奥州盛岡八谷文恭子良筆受

小児方上

扁鵲過泰爲小兒醫と事史に見ゆれども、其書なし。顱顖經も亦藐《ばく》たり。宋に迨《およん》で錢仲陽傑起振出、殊に斯道の精妙を極む。其名天下後世に傳へ、遂に兒醫の冠冕《かんべん》となる。著す所、直訣有り。唯憾むらくは、其方、閻孝忠《えんこうちゅう》に乱られ、又薛己《せつき》の手を經て已に仲陽の眞面目を失し、又孝忠が舊《もと》にだに非ず。幸とする所は孫眞人思邈、仲陽の先きに在て備急千金要方を撰す。思邈専門に非ずといへども志に於は本を崇《とうとぶ》と云に在て、書を編次するにも婦人嬰孺を先にし、方論殊に詳審を加ふ。今の學者、唯之を玩熟せば、養少《セフニカ》の道に於て思ひ半に過ん如し。其末逮《ユキトドカヌ》は列朝諸名師亦各著述あり。博覧旁求、以て之を輔《たす》くべし。

初誕

○小兒初生、口に悪血を含む。啼聲一たび出れば隨て卽嚥下し、其毒腹中に伏して百病の柱礎と成る事、列代醫人の專ら唱る所なり。明の萬全獨り之を駁す。張介賓も亦説あり。二氏の見卓然として古今に踰ゆ。魏桂巖が博愛心鑑には、兒胎内ニ在ル時ハ母ト呼吸ヲトモニシテ眼開キ口ヲアク事ナシ。何ゾ胎中ノ穢汁ヲ飲ム事アランと云。此れ初めは左《さ》もあるべき事なれども、分娩に及では含み嚥む可き理なしと謂べからず。生下したらばいづれ口中を拭ふは可なり。然れども之を拭に物見ざるあり、又倉卒の間卽嚥下して及ぶに暇あらざるもあり。しかし嚥下しても此れは便よりしても出づべし。但し胞養十月の間、其母膏粱を嗜み、或は情慾を縦《ほしいまま》にするが如きは、胞中濁悪熱毒殊に甚し。兒其氣を受て以て生る。又胚胎の初め父の瘀精を以て成る者の類、通體皆毒。豈に嚥下すの比びならんや。醫人の工夫專らこゝに在るべし。特に入腹の説に拘泥すべからず。

小児門の冒頭は、小児科医がいつ頃から本格的に活動し始めたかの考察であります。婦人門の冒頭と同じように、また扁鵲が小児科医だったことが書いてありますが、これは隋書の中にある『扁鵲伝』に書いてある一節でありまして、扁鵲は何科でも幅広く診察する事が出来るほど優秀な医者だったことが書いてあるだけであります。小児科専門の古い書物で有名なものとしては『銭氏小児直訣』であります。その小児直訣の序文には、これより以前に巫方という人が書いた『顱顖経』というものが小児方の始まりで、晋から斉の徐王の頃まではよく相伝されていたけれども、その後はきちんと相伝していないものばかりになり、宋の神宗帝の時に初めて銭仲陽が傑起したとあります。「直訣」とはその銭仲陽の門人である閻孝忠が要点を若干書き記したものであり、それを明代に入って薛己が補註したものが今伝わる『小児直訣』であると書いてあります。ですから有持先生は『小児直訣』は元の銭氏のものでもなく、また門人の孝忠が記したものでもない別なものになっていると言って居ります。しかし小児の専門書ではないけれどももっと古くからある書物で、『備急千金要方』には小児門があり、その作者である孫思邈は養小為大が生民之道であるから、婦人小児を先にするのが是崇本之義だと言っており、小児科は大切であることを説いているので小児科の古本として『千金』を熟読するのが良いだろうと言っております。

また、大人の治療をするにも小児科の知識は大変役に立ちますので、小児科医でなくとも小児の知識は必要であります。その小児科の知識で役立つものとして、「胎毒」の概念は重要であります。この『校正方輿輗』では、胎毒は「初誕」の中に込めて説明してあります。胎毒とは何かと申しますと、一つは初誕の噓下によるもので、もう一つは父母の毒によるものであります。この二つをひっくるめて胎毒といいます。初誕の噓下の毒とは、生まれたばかりの小児が口中の穢れ物を飲み込んでしまい、それが腹の中に附着して後に災いを為すものであります。もう一つは父母の毒による物でありまして、例えば母親が淫乱だったり、今で言うジャンクフードのような油の多いような物、つまり膏粱のものを多く食餌にしたりしていれば胎児に悪影響があり、またここでは「通體」と書いてありますが、胎児が腹中にいるにも拘わらず性交することも胎児には悪影響があると言っております。そして噓下のことはともかく医者はこの後者について、父母によく注意するべきだと有持先生は言っております。

さて胎毒でありますが、胎毒という物については古い書物の『保嬰撮要』によりますと、この母親の不摂生などにより生じた毒を胎内で受けてしまい、それで兒に悪い影響が出るようなものを胎毒と言っておりまして、それで臍風、馬牙、赤腫、癰、癧、疥、丹腫、風疹、痘などの様々な病気を生じる原因になるという事が書いてあります。しかしながら『保嬰撮要』には『校正方輿輗』の本文に書いてあるような生まれ兒の「噍下」のことも書いてあるのですが、それを胎毒とは言っておりません。そして恐らくこの初生の噍下によるものと父母の毒を併せて胎毒と言ったのは香月牛山の『小児養育草』が始まりだと思われます。その後、期せずして出回ってしまった有持先生の『方輿輗』にも詳しく胎毒の解説が書いてありますが、それも香月牛山の胎毒の解釈を継承したものになります。最近では胎毒という言葉を全く聞くことがなくなってしまいましたが、どうもこの「胎毒」の概念は明治時代まで確乎として残っておりまして、『方輿輗』が書かれた江戸時代には当たり前に養童丸や紫金丹などさまざまな「胎毒」の治療薬が販売されておりました。実はどういう胎毒の薬があるかを清泉女子大の長田直子先生に調べてもらったのですが、あまりに数が多いのでとても全てを載せることが出来ません。それほど胎毒は江戸時代の庶民には一般的なものでありました。例えば宇津救命丸など今でも僅かに胎毒の薬が残っておりますが、効能書きには胎毒という言葉は使われておりません。

江戸時代に販売されていた胎毒薬の一つに「脾肝薬王圓」という売薬がありまして、その解説書として同店から『小児養育金礎』という小冊子が配布されておりました。それによると胎毒は子供の皮膚病やせむし（亀背）や羸瘦腹満のみならず、大人の動気や嘔気嘔吐などの原因にもなるということが、図入りで書かれております。余談になりますが、よく「五疳」と言いますが、この冊子に因れば脾疳は鼓腸羸痩し、肝疳は驚風、心疳は言遅、肺疳は胸散気《むなちりけ》、腎疳はせむしのことであるそうであります。『小児養育金礎』には、その五疳の虫の挿絵なども描いてありまして大変面白いのですが、却って今となってはそういう想像図のような、実際にはあり得ないような内容があると信憑性が失われるように思われてしまいます。

さて、胎毒をどう診療に活かしてゆくかということでありますが、実は今までお話しした胎毒の概念をいくら頭に入れていても治療には一切役立ちません。それについては追々本文中に書いていくことに致します。

浴児

○児生れて其穢れを洗ふ。是を産湯《ウブユ》と云。新汲水を湯に沸し、熱《アツ》からず冷《ヌル》からず、よきほどにして洗浴す。是れ吾が蜻之洲《ニチホン》一般の習俗にて、大に良式なり。漢土《モロコシ》にては猪膽汁を湯に加へ、或は槐楡桃柳の五枝湯を用ゆ。此れは是に似て却て非なるべし。又誕後第三日に兒を浴するを俗禮《ぞくれい》とし、又十日に一浴とも云。本邦にては生下すれば、刻に浴し、七夜の間も洗娘《トリアゲババ》毎日来て兒を浴せしむ。盖し小兒は純陽多熱のものゆへ浴疎なれば、腋下内股所處濕爛し、或は瘡毒をも生ず。然れども毎日浴《ゆまみ》は元氣洩れ、皮膚薄くなりて、風寒にも感じ易き理なり。宜しく折中すべし。七夜過て以往は四五日に一浴を佳とす。又臍蒂落るに臨む時は、臍の四圍已にくつろぎて在り。浴を愼むべし。落て後も臍口全く斂るを待つべし。之を犯す寸は臍口より水入て不測の患あらん。

兒の浴法はある意味後に出てくる護養法のうちの一つでありますが、産まれて直ぐに一回体を洗いますので浴法については先に書かれております。実はここに書いてある浴兒の説は香月牛山の書いた『小児養育草』に書かれている「産湯の説」を要約して必要なところだけを抜萃しているというようなものであります。興味がある人は『養育草』を読んでみてください。

さて、ここは読んだとおりで別に解説は必要ないと思いますが、取り敢えず用語などを説明いたします。新汲水とは汲んだばかりの井戸水のことであります。つまりは産湯にはきれいな水を使えということであります。「産湯に猪胆汁を使う」ことは『備急千金要方』に書かれております。ちなみに猪胆汁とは豚の胆汁のことでありまして、牛山に因れば『千金』が書かれたこの時代の医書に出てくる猪は「野猪」と言い、猪だけの場合は「豚」なのだそうであります。「五枝湯の説」は『赤水玄珠』に書かれております。興味のある人は是非読んでみてください。ここでは四、五日に一回入浴がよいと言っていますが、『養育草』に牛山は二、三日に一回入浴が良いと言っておりまして、その理由は、毎日洗うと元気が漏れてしまい、十日と洗わなければ鬱熱して瘡を生じやすくなってしまうからだそうであります。

乳兒

○生兒に乳をつけるは出腹より凡そ二十四時を經るを式とす（二十四時は二日二夜なり。）如何となれば産婦の乳汁大抵二日二夜を經て湧出するものなり。母の乳汁出るまでは乳を與へずして兒に害なき事、是れ造化の妙理なり。香月牛山、養育艸と云書を著はし、其乳兒論中に、源義經奥州落の時、途中深山にて御臺所産そたまへる事など引く。

おもしろき事なり。然し六時過れば乳を與と云は不可從。乳は必二日二夜を待つべし。もし毒甚しきは三日も待て可なり。如何となれば生兒一たび乳湩《にゆうじゆう》を進むる寸は臓氣内に於て振ふ。臓氣には藥氣も勝つべからず。故に一たび乳しては、消黄巴豆も前日ほどに効なきものなり。然ば啼く事頻なりとも遽《あわ》て、乳を與る事莫《なか》れ。唯氣勢微弱の兒は此例に在らざるなり。

乳を付けるとは、生まれた児に初めて乳を飲ませるということであります。それには二日二夜を待ってから行うということが書かれてあります。この時代はその乳を付けるまでの間に「甘物」というものを飲ませる風習がありました。甘物は蕗《ふき》の根と甘草の二味、もしくはそれに蜂蜜を加えたものだそうでありますが、それを乳を付ける以前に用い、それで生まれながらにある消化管に残っている穢れを取り除いておくのだそうであります。有持先生は『方輿輗』で、そこには甘物ではなく、甘草黄連大黄湯を用いると言っています。その甘連大黄を用いるには、乳を付ける前でなければ薬力が児の臓気に勝てないので、慌てて乳を付けて臓気を充実させてからでは、たとえ甘連大黄より効果が勝る硝黄丸や、巴豆剤の紫丸などを用いてもあまり効果が無いので注意しなさいと言っております。

擇乳母

○乳は俗に云ふ中ざしにして乳邉肌膚清潔、其汁白くして不濃不淡を上とす。肌膚黯黒乳房垂《タレチ》下、又塗り盆にしぼらせ視るに黄にして濁り或はギラ〳〵と見ゆる者、皆悪し、。是れ乳を鑑するの大略なり。然し乳母を擇らぶは唯乳のみならず。朱丹渓曰、乳母ノ稟受之厚薄、性惰之緩急、骨内之堅脆、徳行之善悪ハ兒相ヲシテ肖《あやか》ラシメ大ニ關係ヲ爲サン、格《ただ》サ不レバアル可カラ不也と。

この時代の高貴な家や大店《おおだな》の商家などでは生母ではなく乳母《うば》が乳を与えることは当たり前でありました。乳母を選ぶには、乳の質も大切でありますが、その乳母の健康状態や性格も非常に大切であります。乳母は、児を養育するためにその家に入って家族と一緒に生活いたします。多くは貧しい家の娘であります。その乳母の素行が余りにも悪いと、家が傾いてしまうということもあったようでありまして、乳母はその家にとって大切な子供を人質にとっているようなものですから、その乳母の性格が悪ければ、それを盾にとって我が儘放題に振る舞い、着物や化粧品、菓子や餅などで浪費をし、夜な夜な隣家や使用人の部屋に忍び込んで淫行に及び、挙げ句の果てには児の面倒すらまともに見ないという場合もあったようであります。この当時、わがまま放題の人のことを「船頭、馬方、お乳《ち》の人」と並び称して言う文言すらありました。そのような下品な乳母に当たってしまうと、育った児は善悪の判断がつかなくなり、ひねくれた性格になってしまったり、目が届かないのでしょっちゅう怪我をしてしまったりということもありますし、途中でそのような行動に気付き、家人が戒めようとしても、大方子供は乳母を庇おうとしますので、それすらかなりな厄介事でありまして、大変恐ろしいことになりかねません。それ故始めに良い乳母を選ぶことは、その家にとって非常に大切な一大事でありました。言い換えれば、乳母選びは、現代のような核家族に於ける嫁選びと同じくらい重大事であったと言えましょう。

護養

○小兒を養育するの法、幼科諸書に詳説あれども、つゞまる處は衣食の二つに過ぎず。小兒安ヲ得ント要セバ飢ト寒ヲ受ケヨとは、即其大法ヲ示ス。三分ノ寒ヲ忍ビ七分ノ飽ヲ喫スと云は之を明にする申《むね》なり。皆古哲の至言なり。三分寒七分飽とは、十を以て云はゞ三つ分ほど食をひかへ衣類をうすくせよとの義なり。さて其次には數《たびたび》風日ヲ見ルコトハ佳ト爲《ス》とて風和し日煖なる寸は抱き出でて遊戯すべし。如此すれば血氣剛強《カタマリ》肌膚緻密《シマル》に成て、風《かぜ》もひかず寒にも中る事なきなり。富貴の家は多く之に反す故に、兒をして孱《ヒヨハ》ならしむ。湯氏護養の説に曰へる事あり。之ヲ艸木ニ譬フ、山林ニ於テ生ズルハ容易ニ合抱ス、園圃ノ異菓奇花常ニ培植ヲ加ルガ若《ごと》キニ至、秀テ實《みの》ラ不ル者有リ矣。

病機

○明李梴醫學入門巻十四曰、小兒ノ病機大半ハ胎毒、小半ハ内傷乳食、十分之一ハ外感風寒と。胎毒は前に既に之を辨ず。内傷乳食とは、小児生下より稍日がたてば既に己が手指を口に入れて吸はぶり、玩器《モテアソビモノ》を持たせても偏《ひとえ》に口に入れんとす。是れ意既に飲食に在るなり。又父母傍人舐犢《しとく》の愛を以て、かりそめにも乳を飲ませ食を與ふ故に、多くは過度して宿食と成り、痞癖と成り、遂に衆症を變出するに至る。是れ乳食ニ傷ラルコト小半と云所以なり。唯外感は旁より氣を付て防禦するゆへ、此患は實に十分之一なり。小兒病症少カラ不といへども此の三つを以て大綱とす。

胎毒の病態とは、皮膚湿疹や驚風客忤《きょうふうきゃくご》などの癇症のことであります。それを防ぐためには体が丈夫でなくてはいけません。そこで古人は三分之寒という、あまりにも厚着をさせないように注意をし、しばしば外に出て風に当てるようにしなさいと言っておりました。もう一つ兒の健康を保つ秘訣は、七分之飽といいまして、あまり乳を飲ませすぎたり、食わせすぎると脾胃を傷《やぶ》る恐れがあり、腹満などを生じる恐れがありますので、着るものと食い物の注意を以て護養の法としていました。ここも医家にとってはそれほど説明は要らないと思います。詳しくは香月牛山の『小児養育草』を参照してみてください。

嬰兒診則

望聞問切は古来醫家の大則と人の所知なり。但嬰孺に在ては少しく異同あり。因て述する事如左

○望は頭面腹背手足一身、爪の色までも審視するなり。大科に在ても此を四診の冠と

す。況や小科に於てをや。此義先輩諸公原論あり。文繁きを以てこゝに録せず。
○聞は聲を聞くなり。嬰孺は不言のものなれば、わけて聲音を考ふべし。大凡清で響くは吉、濁て重きは凶、或は潤乾、或高低、又頭頷を按撫するに聲を作さ不る者は勇とし、聲する者は怯とするの類、及び欬嗽まで干係《カカリアフ》せざる事なし。
○問は其始め、憂患、飲食の節を失し、起居動静の過度等、何かの事を問ふなり。然れども小兒は於未言時、問はんにも問ふべからず。其父母傍人に問ふとも亦的實ならぬものなれば、唯其大要を問ふて可なり。
○切とは脉を診するなり。薛鎧曰、脉者人身之造化病機之先見用藥之準繩不可不先明諸心者也と。確言なり。然るに艸澤の醫の生兒を診するを視るに誠に義理か役かの如く輕率に診過し、甚しきは仮にも脉を持たざる者あり。盖し生兒は形症神色にて寒熱虚實にて大略を察す可し。乳湩一たび進めば脉現ずといへども、猶ほ是れ依稀髣髴の間のみ。然れば切果《はた》して拠るに足らざる乎。醫者思を覃《めぐ》らし神を凝らし、手に得て心に應ぜば乳子の脉といへども亦以て吉凶壽夭を斷ずべし。此義經に明訓あり。後の諸名家も亦論説あり。今其理を得る者、一二三章を擇《えらみ》て左に錄記す。以て其概を見るべし。

ようやく診察に役立つところまで来ました。ここでは大人と小児で診則にさしたる違いはないことが述べられております。どちらに於いても診則の基本は「望聞問切」でありますす。大人と小児は同じとはいっても、小児を診察するには少しコツがありますので、此所ではそれについて述べてあります。

先ずは望診についてであります。ここにはあまり強調されて述べられておりませんが、小児の望診においては「色」を見ることが大事であります。小児科を唖科《あか》と言いますが、「唖」とは「ものが言えない」という意味であります。唖科兒《あかご》はそれをすることが出来ません。言語を発することが出来れば医者に痛いところを教えることも出来るでしょうが、唖科兒はそれをすることが出来ません。例えば主訴発熱で連れて来られた小児を診る時に、発熱感冒と決めつけてはいけません。体中をくまなく探せば腫れ物や湿瘡等があり、それが原因で発熱していることもあります。大人には普通見られない風疹や麻疹の類であることもあります。体一身爪や耳の穴までも色に着目して体中をくまなく探ってみる必要があります。

次に声音について述べております。児は物を語ることは出来ませんが、その分声を多く発します。その声音で、ある程度陰陽虚実を推察することが出来ます。声が大きく響きがあれば陽で実証であることが多く、声がか細く痰でもあれば陰で虚症ではないかとある程度は推察できるというわけであります。嬰孺には下し薬を使う機会が結構多いのでありますが、だからといって虚症の者に下しをかけては大変なことになりますので、陰陽虚実を分けることは大切なことであります。しかし、声だけで陰陽虚実を決めつけるわけにもいきませんので、此所には声の吉凶という言い方のみに止めてあります。また此所には『景岳全書』の「頭顔を按撫」して声を出すかどうか等の小児独特の候《うかが》い方が一例として載せてありますが、小児科医によって、それぞれ独特の声の診察法があったり、しゃっくりやゲップも声の類に取れば小児の口から発する音は診察においてはいちいち気を付けて候うべきものだと述べております。

問診は嬰児に物を尋ねても、何も返答は返って来ないので、一緒に来た大人に聞くしかありませんが、事細かにしゃべりすぎる大人ほど信用できないことを口に発しますので、あまり聞き過ぎてはいけません。なのでここには「唯その大要を問ふべし」とだけ書いてあります。

そして一番大切なのは脈と腹を切することでありまして、これが処方の決め手になります。『小児直訣』の冒頭にも「脉は人身の造化、病機の先見、用藥の準繩、先づ諸心を明かにせざるべからざる者也」と、小児においてもまず脈が一番大切なものであるということが述べられてあり、薛己も脉の大事さを説いております。しかし小児の脈は依稀髣髴《いきほうふつ》、かすかで分かりにくく当てにならないと言って脈を全く見ない医者が多いことを挙げて、そうではなく脈が大切だという根拠を左に多紀元簡の『脉學輯要』から抜萃して述べております。

明程若水云、初生芽兒一塊血也無形證也無脉　醫穀

明劉方明曰、保生論小兒三歳已後或五百七十六日外皆可診兩手脉一指定三關　幼幼新書○張路玉曰三關謂寸關尺三部

○五百七十六日を積で大小蒸都《す》べて畢《おわっ》て乃ち人と成る事、千金巻八變蒸論中に見ゆ。

流石は多紀家の文章だけあって、『程氏醫穀』という珍しい文献を参考図書として挙げております。それによると生兒は初め脈を殆ど触知できません。『幼幼集成新書』には三歳以後、もしくは五百七十六日を過ぎれば脈を候うことは可能であり、その時は一本の指で寸関尺を診なさいと書いてあるとあります。この五百七十六日という根拠は『備急千金要方』の変蒸論に述べられております。なので今から変蒸についてお話しいたします。変

蒸とは唖科児が節目々で大きく生長するときに熱発する現象のことを言います。その変蒸を十三回繰り返して漸《ようや》く人になるのだそうであります。一変する毎に上気し、それが蒸すれば体熱として顕れてきます。およそ生児は三十二日毎に一変するのだそうであります。正常な生児ならばおよそ六十日で笑うようになりますが、それは二変目の六十四日に中ります。また百日で寝返りをするようになりますが、それはおよそ四変目に中るのだそうであります。そのように百八十日で座ることが出来、二百十日で上手に握めるようになり、三百日で立ち上がり、およそ三百六十日で歩行できるようになりますが、その度に発熱する可能性があるということであります。しかしそれは病気ではなく生長に伴う変蒸なので心配ないのだそうであります。その後大蒸が六十四日毎に三回訪れ、それが全部終わって初めて人になるのでありますが、それまでにかかる日数の合計が五百七十六日なのだそうであります。

また、「明劉方明曰云々」の文章の後に、丹波氏はわざわざ「一指定三関」についての但書に張路玉を挙げて「三関とは寸関尺のことである」という一見当たり前のことを言っております。しかしそれには理由がありまして、小児の診察方法にこれとは別な三関の「虎口三関」というものがありまして、その虎口の三関でないことを敢えて言っております。

ここに挙げられている『幼幼新書』にも、「保生論三關錦紋小兒三歳以前若有患須看虎口脉」とあるように、三歳以前は脈が分かり難いので虎口三関というものを診るやりかたが当たり前に行われておりました。この虎口三関は、人差し指の横紋を遠位から順に、風関、氣関、命関と名付けてその色を見て病の吉凶を占うやり方でありまして、この時代の医者も三歳以前の脈は頼りにならないからと虎口の三関を用いる者が結構多かったようでありました。有持先生によれば、虎口三関は根拠のないことで、『全幼心鑑』以来の悪習であるとして廃しております。丹波康夫氏も『脉學輯要』の此後に、「今試みるに、小兒生下は周身の脉動無くも、乳湩一進に及べば脉わずかに現る。其れ現るに至らば則はち診候ある可きに、亦た何ぞ三歳に必せん也や」と言っております。これは勿論有持桂里も丹波氏に同意しております。

張介賓曰、凡小兒形體既具經脉已全所以初脱胞胎便有脉息可辨故通評虚實論曰乳子病熱脉懸小者手足温則生寒則死乳子病風熱喘鳴肩息者脉實大也緩則生急則死此軒岐之診小兒未嘗不重在脉亦未嘗不兼證爲言也云々、故凡診小兒既其言語不通尤當以脉爲主而參以形色聲音則萬無一失矣然小兒之脉非比大人之多端但察其強弱緩急四者之脉卽是小兒之肯綮蓋強弱可以見虛實緩急可以見邪正四者既明則無論諸證但隨其病以合其脉而參此四者之因則左右逢源所遇皆道矣再加以聲色之辨更自的確無疑又何遁情之有此最活最妙之心法也若單以一脉鑿言一病則亦能兼諸脉其中真假疑似未免膠柱實有難於確據者矣　景岳全書

清陳飛霞曰、小兒三五歳可以診視苐手腕短促三部莫分惟以一指候之誠非易易内經診視小兒以大小緩急四脉爲准余不避僭越體其意竟易爲浮沈遅數而以有力無力定其虛實似比大小緩急更爲明悉又曰大卽浮洪類也小卽沈細類也急卽數也緩卽遅也何若竟易以浮沈遅數之爲得乎再以節庵之有力無力辨其虛實誠診視小兒天然不易之妙訣　幼幼集成

本邦丹波廉夫曰、今試小兒生下周身無脉動及乳湩一進而脉纔《わずか》現至其現則可診候亦何必三歳也　脉學輯要

○廉夫氏此説要捷却是天然不易之妙訣

腹候は四診に逸したれども、亦欹くべからざるの至要法なり。余嘗て門下の需に應じて腹候要訣の一小冊子を撰す。故に茲に贅叙せず。

参考文献が二つ三つ挙げられています。少々面倒ですが読んでいきましょう。

張介賓曰、凡そ小兒は形体既に具はる。經脉も已全たり。所以《ゆえ》に初め胞胎を脱せば、脉息の辨ず可きこと有る便《べ》し、故に通評虛實論に曰く、乳子の病熱の脉懸小なる者、手足温かなれば則はち生き、寒なれば則はち死す、乳子風熱を病み喘鳴肩息する者の脉實大也、緩なれば則はち生き、急なれば則ち死す、此れ之の軒岐、小兒を診するに未だ嘗て重き脉に在ら不《ず》んば、亦た未だ嘗て證を兼ね言を爲さ不ることあるべけん也、云々、故に凡そ小兒を診するは、既に其の言語通ぜ不れば、尤も當に脉を以て主と爲す。而して參するに形色聲音を以てせば、則はち萬に一失無かる矣し。然し小兒之脉、大人之多端に比するやうに非ず、但だ其の強弱緩急を察す、四者之脉、卽ち是れ小兒之肯綮たり。蓋《け》だし強弱は以て虛實を見る可し、緩急は以て邪正を見る可し。四者既に明らかなれば、則はち諸證を論ずること無く、但だ其の病に隨《つ》き以て其の脉を合はせ、而して此れ四者之因を參《まぢ》へば、則はち左右に源に逢《くだ》る。遇ふ所は皆な道なる矣し、再たび加ふるに聲色之辨を以て更に自ら的確なるは疑ひ無し、又た何の情遁《じょうとん》之れ有らん、此れ最活最妙之心法也。若《も》し單《ひとえ》に一脉を以て一病を言い鑿《うが》てば、則はち亦た能く諸脉を兼ね、其の中の真仮の疑似、未だ膠柱《こうちゅう》を免れず、實に確據《かくこ》に於いて難する者有る矣し。景岳全書清の陳飛霞曰く、小兒三五歳、以て診視す可きは苐たる手腕の短促たり、三部の分莫《な》く、惟だ一指を以て之を候ふ。誠に易易たら非《ざり》き。内經に視小兒の診は、大小緩急の四脉を以て、准と爲すとす。余僭越を避け不、其意に體し竟を易《か》へて浮沈遲數と為す。而して有力無力を以て其の虛實を定む。大小緩急に比するに更に明悉を爲すに似たり。又た曰く、大は卽はち浮洪の類也、小は卽はち沈細の類也、急は卽はち數也、緩は卽はち遲也、何んぞ竟を易《かへ》るに浮沈遲數を以てすを之れ得たりと爲す若《べ》けん乎。再び節庵之有力無力を以て其の虛實を辨ずれば、誠に視小兒の診、天然不易之妙訣たり　幼幼集成

本邦の丹波廉夫曰く、今試みるに小兒生下は周身に脉動無し。乳汁一たび進むに及べば而脉纔《わずか》に現ず。其れ現ずるに至れば則はち診候ある可し。亦た何ぞ三歳に必することあらん也　脉學輯要

○廉夫氏の此説は要捷、却て是れ天然不易之妙訣たり。

いよいよ小児門の治法に入ります。

初生襍治

甘艸黄連大黄湯　本朝試効　小兒生下須急服之吐下穢物

甘艸　黄連　大黄各二分

右三味以水一合煮取五勺

○小兒生下せば急に此湯を與へて穢物を吐下せしむべし。旧法朱砂蜜を用れども是とらず。先哲既に其非を辨ぜり。又甘艸法、黄連法あれども皆是、勢單に力薄くして用るに足らず。今甘連二法を合し、再び大黄を加て一方と成す。其効、鼎足の不可欲一が如し。不知此方、誰が手に成りしや。今滿天下、初生必用の通劑と爲れり。

○俗間に當藥欵冬根海人艸熊膽汁の類を以て初生の良藥とす。盖し此數種、苦味あり。臭氣あり。此を以て吐かせしむるの手段のみ。畢竟、遠僻ノ無藥之地、樵婦《シヅノ》漁姑《メ》の計《ハカライ》に過ぎず。近ごろ有一名醫、專ら梅肉散を用て保赤ノ神丹となすと云。此れ郷村《ザイショ》には可ならん。都下に地風なぢには行はれ難きの方法なり。

○小兒に藥を與る法、古來以綿點口中、此法にては約汁多く勸め難し。蛤貝にて直に灌入がよし。

初生雑治の一つ目の処方は、甘草黄連大黄湯であります。甘連大黄湯は小児が生まれてすぐのまだ乳を付ける前に飲ませる方であります。これは現代では行われなくなってしまいましたが、古来生まれ児に、甘物という甘草一味、またはそれに蜜や欵冬根を入れたりしたものを先ず飲ませるという風習がありました。黄連一味を使ったり、また源氏に甘草黄連二味の治夜啼の一方があったり、鷓鴣菜や熊胆を用る地域もあったりという具合に、乳を付ける前に薬を用いて体内から胎毒を去ることは重要事でした。その中で甘草黄連大黄を用いたこの処方は、誰が用い始めたのかは分からないけれども最も胎毒を去る効果がはっきりと出るということで、この三つの生薬は三本足の器の三つ足のようで、一つも欠けては用を為さないのだと言っております。また胎毒が強いために甘連大黄湯ではあまり効果が無いようなときには、これに紫丸を併用いたします。

先程から「胎毒が去らない」とか、「胎毒が強い」などと申しておりますが、どうやら胎毒が残ってあると、喘息や嘔吐、夜啼客忤などの疳症、皮膚の湿疹となって後に多端な症状が現れる恐れがあるということであります。なんだか変な理屈で眉唾物と思われそうでありますが、いろいろ療治を重ねていけば、果たして胎毒という概念はそれら現代の難病を根治する上で非常に有用なものであるということが段々と分かってまいります。それではその正体は何かと思うでしょうが、それは追々書いていきたいと思います。兎も角も生児に胎毒の有無やその強弱を見分ける方法でありますが、「初生の毒を知るには、先ず腹候を以てし、及び面部の赤きは胎毒也。又面部の白色なるは陰証也云々、甘連湯は面赤き者也、是陽証とみるべし」「甘連の証は腹満或は甚しき者は硬をなす者也」「初生の兒、腹に塊有る、輕きは中脘の辺り臍上にあるもの也、至って強き毒塊は枝の如く心下よりひっつけにあるもあり、結胸の如くにあるものあり、又初生毒塊を不下しておきても、一旦はどこへ去ったやら見えぬ者也、後或は臍傍少腹の辺りに現るる者也」などと『方輿輗』には書いてありまして、つまりは胸腹満または胸腹のどこかへ塊や硬満があり、顔が赤いものは、胎毒証の陽症でありますから、それは甘連大黄湯証であり、それにても腹満硬満痞硬などが去らない場合には紫丸を併用したり、石膏を加えたりいたします。また、江戸時代にも湿疹や夜泣や腹満といった小児の胎毒症に対して、梅肉散という今の世の抗生剤的な処方をやたらと使う名医が居たらしく、有持先生はそれは野蛮なことだと言っております。

生児に薬を飲ませる方法でありますが、古くは綿を丸めて乳首のようにし、それに薬汁を付けて少しずつ吸わせる方法でありましたが、この時代には食べ終わった二枚貝の貝殻の片方を口に突っ込んでやにわに薬汁を飲ませる方法が一般的でありました。

涼膈散　方具後口舌門

○初生熱毒を清解するは、此れを捨てて第二の方なし。是れ金の大方脉、劉河間の所立。今擧世、幼科保赤の聖藥となれり。

五香湯　元齊徳之外科精義　治諸瘡毒氣入腹托裏

丁香　木香　沈香　乳香　麝香　藿香　人參

右爲細末毎服三錢水一盞煎至六分去滓空心稍熱服、總錄聖惠千金外臺治諸瘡腫方中皆載此方大同小異、大抵專治毒氣入腹煩悶氣不通者其餘熱渇昏昧口燥咽乾大便硬小便澁者未可與服

○此方生兒虛冷にして毒有る者に良し。熱實の者には不可與と方後齊氏の口訣とる可し。症に隨て人參麝香は去るも可なり。吾邦古昔初生には、冷熱を論ぜず概して

五香湯を與べし乎、今も生兒に用る藥を通じて五香と稱す。案ずるに千金外臺皆此方を載す。然るに今精義を引くは德之の言、我が意を獲たるを以てなり。

さて、ここからは生児の治療薬になります。生児の病の多くは胎毒によって引き起こされますが、この二つは甘連大黄と並んで胎毒の薬であり、もう既に乳付けに入った生児に使用する方であります。その病が熱に因るものであれば涼膈散、寒によるものならば五香湯を与えるのが基本であります。とはいえ生児の寒熱を見分けるのは容易ではありません。『校正方輿輗』この頁の欄外に『幼々集成』を引いて小児の寒熱七症を書いてくれております。そこには

幼々集成　簡切辨證

小兒熱症有七

面腮紅、大便秘、小便黄、渴不止、上氣急、足心熱、眼紅赤

小兒寒症有七

面皎白、糞青白、肚虛脹、眼珠青、吐瀉無熱、足脛冷、睡露睛

とあります。用語を簡単に解説しますと、面腮は頬、足心は足裏、皎白は真っ白、睡露睛

は瞼を開いたまま眠ることであります。此等を参考して寒熱の区別に役立ててください。

さて、涼膈散であります。涼膈散は薄荷、甘草、連堯、大黄、芒硝、梔子、黄芩七味為末水煎の方でありまして、膈上における清熱の方であります。涼膈散は生児には滞頤《たいい》という口の四辺が赤く爛れる病態や鵞口瘡などの口腔内病変に使用されます。

五香湯は丁香木香沈香乳香麝香などが入る薬であります。『千金』や『外臺』にもこの名前の薬はありまして、いずれも癰疽や瘡腫に用られる処方であります。しかし生児に使用するとは書いてありません。ところが我邦では、どうやらこの五香湯は当たり前に小児の胎毒避けとして無闇矢鱈と使われておりました。それについて甲賀健斎は『醫方紀原』に「五香湯が本邦の小児初生必用の薬となったのは愚夫や愚婦が明拠を知らずに故無くして妄りに常用してそうなったのではないかと先輩は竊《ひそか》に言っていたけれども、それにしても児に多服常用していても害があったのを見たことがない。たぶん一、二歳の小児は多く胎毒瘡を生ずるのは不可避である。五香湯は諸瘡毒気を治す方なので、それで遂に予め児に服用するに至ったか、また諸香薬が穢氣を避けるからそうなのか、知っている人は幸正してください」と言っておりまして、よく分からないうちに五香湯は小児の必用薬になったと言っています。鎌倉時代の『頓醫抄』に五香散という小児のちりけ腫物の薬がありまして、これは丁香木香沈香乳香藿香各六分水煎日に二、三度の薬があります。この後書きに「五香煎と云は此五をすすしの袋に面々に縫い隔て入て麝香を少し漉て加て合る也、本道の人の秘する事也」と書いてありまして、もしかしたらこの五香散から始まり、本道医の間で麝香が入り、いつしか五香湯が小児必用の薬になったのかも知れません。今も売薬にある疳虫の薬には麝香や丁香が入り、五香散の流れを汲んでいる物が多くあります。

さて、この五香散、『外科精義』の後書きには「大抵毒気の入腹、煩悶、氣の不通する者を専治する。其の餘、熱渇、昏昧、口燥、咽乾、大便硬、小便澁する者は與へ服す可からず」とありまして、熱実の小児には服用を避けることが書いてあり、実際そういう小児に与えても余計に小便が濃くなったりして具合が悪いことがありますので、本来ならば注意が必要なところであります。

葱號散　治初生不乳及不小便

葱白一寸　四界破之以乳汁砂銚内煎灌之立効

○初生不乳《チニノミツカズ》、此方最捷最効あり。故に幼科諸書多く此れを載す。然れども皆方名なし。魯伯嗣學嬰童百問、明孫一奎小兒金鑑等に葱號散と稱す。今用る之法、乳汁を小磁器《チヨク》に入れ重湯《ユセン》にて煖め、別に葱の白根一寸ほどに切り、其先を割りかけにして磁器のふちにもたせかけ、彼のわりかけの處を乳汁につけおき、須臾にして葱を去り、其乳汁を與へ吮はしむべし。又生葱の白根を研泥にして直に舌上に塗るも捷《は》やし。明薛鎧保嬰撮要に云、葱白三四寸人乳同搗如泥傅兒口內卽與吮乳

これは、乳を飲まない児に対して乳を飲ませるための技術でありまして、長ネギの白い部分を切って短冊にして、その葱で作った短冊の半分くらいを縦に切れ込みを入れて、それを乳で満たしたお猪口に割りかけにして乳に浸し、そのまま湯せんにして温め、葱を取り外し、湯せんにした猪口を児の口に含ませれば、それに続いて普通に乳を飲むようになるというやり方であります。また葱を砕いてドロドロにしたものを直接児の口に塗っても良いそうであります。いかにも子供が苦手そうな生臭の葱をわざわざ使用して、それで乳を飲むようになるというのも不思議な話ですが、一度誰かの子供に試してみたいと思います。

八正散　方具後瘤閉門

○初生不小便者先葱號散を與へ不應者、八正散に宜し。

萬氏八正散治熱聚下焦二便不通

木通　滑石　山梔仁　車前　瞿麦　甘艸　大黄　芒硝

水一碗先煮上六味二沸入黄煎至半碗去渣煎一沸熱服

右毓嬰家秘に載する所の方なり。藥品去加及び煎煮の法、却て河間の原方に勝れり。

八正散は『方輿輗』では小児門に載せていない薬であります。生児の小便不通は不乳による者と胎毒による者があります。まずは先程の葱をわりつけにする。葱號散を与えて不乳の患いを取り除き、それでも不小便があるならば、胎毒による者と考えて八正散を与えます。八正散を胎毒に使うことはどこの書物にも書かれていませんが、『醫學入門』に、「積熱三焦は實虚を詳らかにせよ云々、上焦に在れば則ち咽乾口燥舌爛唇瘡、中焦に在れば則ち胸滿乾嘔作渇、體腑に在れば則ち大小便閉す。法當に清心解毒、上熱は涼膈散、中熱は調胃承氣湯、下熱は八正散」とありまして、これを参考にして八正散を生児の尿閉に使うこと此《かく》の如しであります。

調胃承氣湯　方具後秘結門

○新生、涼膈や紫丸を服しても大便利せざる者、此方速効あり。長大に及ぶ者にも亦良し。鴨東娼家の一男子年五歳、便閉を患ふる事一年餘、溷《かわや》に上る毎に苦楚不可言。醫者湯丸錯《まじ》へ與れども、皆効無し。余此方を投ず。二貼を終へずして卽通ず。爾《しかる》後両三《にさん》日に此湯一貼づゝ服すれば大便する事易く、後は服藥に及ばず通利常に宜しくなれり。

生児の大便閉は、まず胎毒による便閉である可能性が高いので、涼膈散や紫丸を与えます。それでも不大便の者は積熱中焦を考えて調胃承気湯を使用いたします。長大に及ぶ者とは、一年や二年に及ぶ大便難のことであります。先程の入門の語を参考にしてください。

千金陷胸湯　方具後胸痛門

○毒胸膈に逼《せまっ》て種々の苦患をなす者、此方効驗盡《ことごと》く述ぶべからず。盖し涼膈陷胸其名同じく胸膈に係れども、陷と云涼と云ふにて方意を略し、名は實之實なりと知るべし。

千金陥胸湯は小陥胸湯から半夏を去り、大黄甘草を加えた処方であります。よくよく思い返すと、小児に半夏を使うことは大抵ない者であります。胎毒瘀血胸に凝り固まり、不食心痛をなす者は陥胸湯の主治するところであります。涼膈は胸の熱毒をすかすような処方でありまして、凝結するに至る者にはもはや効果がありません。これを放置すれば後に亀胸などになりますので、小児医は不可不知べき処方であります。

野蠶湯

山繭　紅花　蔚金各等分

右三味以水一合煮取五勺或擇加三稜莪茂木香檳榔大黄甘艸丁子類

○是れ本朝傳来の古醫方なり。類方數首あれども此れを正方と爲す。凡そ胎毒患を爲す者、毎に用て毎に効あり。嘗て一小兒有り。胎疾を患ひ、多悩多苦、症一端に非ず。此に於て湯液丸散疉進《じょうしん》すれども、一も効なく、後は巴豆大黄の丸にも化せずして、直《じか》に下り來る。衆工智竭《つ》き術窮《じゅつ》す。太田法印、野蠶湯を作て之に與ふ。日々に稍《やや》安く、月餘に至て全く愈ゆ。夫れ覇方、刧奪《ごうだつ》も効無きに此《かく》の平淡を以て生を求む。死地に於て方の奇特有る乎といへども、柔能く剛を制するの妙、醫に於て老《おひ》たる者に非《あら》ずんば之を爲すこと能はず。駿馬は伯樂を待て顕《あら》はれ、良方は扁鵲を得て著《あら》はる。

五物紅花湯

紅花　甘艸　黄連　大黄　蔚金各二分

右五味以水一合煮取五勺

○攻下の後餘毒、未だ盡さずは、徐々に之を服して平復を取るべし。吾邦紅花散と稱する者數首あり。是れ尤も精粋なるものなり。

黒散　千金巻八　治小兒變蒸中挾時行温病或非変蒸時而得時行者方

麻黄　杏仁各半兩　大黄盬銖

右三味制法千金に詳なり。吾門毎に水煎し用ゆ

○此方、嬰孩《ちご》外感或は喘咳して馬脾を爲さんと欲する者に用て好し。服後少しく有汗に似たる者、益々佳なり。風を見せしむる事勿れ。

紫丸　同上　小兒始生、生氣尚盛。但有微悪、則須下之、必無所損、及其愈病則致深益、若不時下則成大疾、疾成則難治矣、又曰、兒有熱不欲哺乳臥不安又數驚、此癎之初也、又曰、此方妙無所不治、雖爲下藥、竝不虚人

○此丸能ク胎毒ヲ下シ乳食ヲ消シ癎癖ヲ制スルに、保赤の神丹なり。然るに元の張從政、小兒に巴豆を用る事を戒しむ。是れ僻見《へきけん》、憑《たの》むに足らず。又全嬰方論、變蒸論に云、古方以黒散紫丸主之、竊謂此症小兒所不免者、雖勿藥可也、況前藥乃属峻厲非、惟臟腑不能勝抑、且反傷血氣、愼之。蓋し變蒸と雖も藥する事勿《なか》る可しとは知言なり。紫丸黒散は反て気血を傷ると言は不可信。案ずるに凡そ兒の疾外に發するには黒散、内に解するには紫丸、此二方、眞人保嬰方中に在て最至良の藥なり。其脉症を審にして之を用ひば何の氣血を傷る事か之れ有らんや。

此所に挙げられている野蚕湯から紫丸までの処方は胎毒による種々の患いに対して用られる方剤であります。野蚕湯、紅花湯、千金黒散、千金紫丸は効き目の穏やかな順に挙げられております。

まず胎毒が原因で起こる病にはどういう病があるかでありますが、一つは「くさ」であります。くさとは皮癬と同様、瘡（かさ）、つまりは皮膚の爛れの古い呼び名であります。今は湿疹とか飛び火とかアトピー性皮膚炎等と呼ばれます。それを総じてくさや瘡と言います。それが頭の皮膚に出来るものを頭瘡と言い、脛に出来るものをスネカサとか臁瘡とかハバキなどと言い、背中に出来るものを子背瘡（コセカサ）等と呼びます。またその瘡毒が内攻して腹痛を起こすことも小児には度々見られることがあります。

小児胎毒でもう一つ押さえておかなければならないものは、喘息であります。小児喘息は胎毒の治療を心得ていないと小児のうちに完治することは難しいという程のものであります。その他亀胸亀背、ニキビのような疱瘡、滞頤《たいい》つまりは涎《よだれ》かぶれなど胎毒の関係する病態は多岐に及びますが、瘡と喘咳は必ず押さえておいてほしいところであります。

この時代においては初生の時から胎毒の治療はすでに始まっておりまして、前にも書きましたが、まず乳を付ける前に甘連大黄湯を飲ませておきます。それを過ぎた初生時に、もし皮膚に湿疹などが出てきた場合は五物紅花湯を与えます。紅花散と言われる類方は数多くありまして、現代の医療用漢方製剤にも治頭瘡一方というものがありますが、これも紅花散の類方になります。これで甘連大黄で攻下しても取り切れなかった餘毒をゆっくりと制していくわけであります。すると徐々に皮膚の湿疹は快方に向かいます。

もし喘咳して喘息になるのではあるまいかという恐れのある者には千金黒散を与えます。千金黒散は麻黄杏仁大黄三味の丸薬であります。また、千金黒散は喘息様症状の他、常に微熱があるとか、もしくは定期的に高熱を発してしまい育児施設に預けることが困難というような小児に、常に服用させれば次第に熱も治まってまいります。構成生薬だけ見れば麻黄加大黄湯でも良さそうに見えますが、麻黄湯には桂枝芍薬が入っており、それがあると反って湿毒が動いてしまい、痰が多くなったり、時に目に係って目やにや出来物などが出てくる等具合があまり良くないことがあります。麻杏甘石湯でも良さそうですが、小児はとかく水分が多いものであり、長服すると痰飲過多になる恐れがあります。千金黒散は純粋な生薬構成であり、小児には使いやすい方剤であります。黒散の製法は千金では杏仁をすり鉢で擦って泥のようにした物に麻黄と大黄の細末を入れてかき混ぜて作りますが、有持先生は末にせずに普通に水煎して用いております。

此等の方剤を用いても胎毒が強く、薬力が届かない場合には紫丸を兼用いたします。紫丸は巴豆を主薬として代赭石赤石脂杏仁を合わせた四味の丸薬でありまして、小児胎毒疾患全般に用られます。巴豆は触れた物を腐爛させる作用が有り、また杏仁は腐爛した物を溶解させる作用が有りますので、巴豆杏仁と組み合わせれば、消化管内部の食積や小児の乳癖等の積塊を開通させる効能があります。また喘息発作時にも食積や乳癖を伴うことが往々にしてありまして、此にも麻杏甘石湯などに紫丸を兼用いたします。但し頭瘡には滅多に紫丸は兼用いたしません。頭瘡には紫丸ではなく黒散や次に出てくる金華散を兼用いたします。その他結胸、胸ちりけ、吐哯、吐乳、驚風など紫丸を兼用するところは数多くあります。この時代には、大病防止と体を壮健に保つ目的で、粟粒大に丸めた極めて小粒の紫丸を生児に一、二粒ほど日常的に飲ませておくという用い方もあったほど、小児の聖薬として紫丸は日常よく使われておりました。また巴豆油は最近まで人や家畜の下剤として使われており、非常になじみの深い瀉下剤でありました。しかし戦時中燃料用アルコールに飲用防止の目的で巴豆油が混ぜられておりまして、それを酒のかわりに飲んでしまう者共が多く、そういう人が巴豆油中毒になって重体になることもあったため、今の世では巴豆は劇薬であり発癌促進作用まであるとして使われなくなってしまいました。四国の黒岩先生は以前巴豆を用いて難治性便秘の治療をよく行っておりましたので、巴豆の上手な用い方を聞いてみたところ、「巴豆は紫丸としては用いていない」とだけ教えてくれました。私は紫丸の場には硝黄丸兼用で何とか間に合わせております。

野蚕湯は、ヤママユガの繭が入る処方であります。ヤママユガの繭は蚕の繭よりも色が緑がかっている繭でありまして、山歩きをしている時などに見かけることがあります。これも胎毒を制する目的で使用されておりました。しかし私は使ったことがありません。ここには、諸薬は勿論紫丸までも使って無効の患児胎毒に小児医の太田碩庵がこの野蚕湯を投じたところ、いとも簡単に治ってしまった症例が挙げられております。有持先生は野蚕湯のところの最後の一説で、峻薬で手が届かないところであっても経験豊富な医者の用いる平淡な方剤の方が優ることがあるものだと言っておられ、後進の我々にも療治の老妙についいて教示してくれております。

金龍丸

○胎毒種々の症をなす者、此方施して効あらざること無し。茲《ここ》に一治験を載す。丹後屋長兵衛子、周歳にして壮熱を發し躁煩痰喘氣急動氣如奔馬。幼科治を盡せども其症益劇し。因て余をして治せしむ。即千金陷胸湯を與へ、兼て此丸を服せしむ。一日夜に症六七去る。數日連服漸して平復を得。此外經驗無算載せて各門に在り。

金龍丸は鼴鼠軽粉巴豆の三味を丸に為し金箔を衣にしたいかにも高価そうな見た目の丸薬であります。金竜は鼴鼠（もぐら）の別称であります。モグラを黒焼にした鼴鼠霜は胎毒下しに用いられておりました。有持桂里は、千金黒散や紫丸まで用いてもなかなか治らない胎毒種々の患いに鼴鼠霜を用いて治療しておりました。今は鼴鼠の黒焼を使わなくなってしまいましたのでどれほど効くのか分からなくなってしまいましたが、反鼻、つまり蝮の黒焼は今でも滋養強壮の薬として使われております。これも古くは胎毒の薬として使われておりました。鼴鼠の入る金龍丸の治験はこの後にも度々出てまいりますので、それらを読んで鼴鼠霜の効能の参考にしてください。

金華散　治頭面瘡毒或入眼中者

○頭面瘡毒或は目に入り瞎《がい》せんと欲する者、此方十を療して十ながら差《い》ゆ。又麝香を加て芽兒の耳聾を治せし者數人。

金華散は連銭草（カキドオシ）紅花大黄連翹藿香升麻沈香檳榔蔚金乳香木香が入る散薬であります。連銭草も胎毒の治療薬であります。金華散は胎毒薬の連銭草と五香湯と紅花湯を併せ、それに発表の升麻連翹と瘟薬の藿香を組み合わせたような処方になっております。顔や目にかかる胎毒の、紅花湯でも今一効を得ない症に対して用いる方剤であります。

奇良散

〇孩兒《しように》腋下内股處所濕爛《タダレル》する者、俗に竹のむしこ、或は米粉抹茶等を傅くれども、此散を搽ずるの妙なるに如かず。

生児や小児は屡々脇の下や股の間の皮膚が爛れるものでありますが、そこに付ける粉薬でありまして、今言うところの所謂ベビーパウダーであります。奇良散は山帰来一味の粉末であります。昔はそれに対して、竹を割った時、節の間の空間に溜まっている粉や米粉を用いる等さまざまありましたが、山帰来一味之粉薬が最も具合が良いということであります。この山帰来は爛れにはよく効きまして、小児のみならず大人の口角炎などに、随症の癒やし軟膏に山帰来末を煉り合せたものを使いますと治りが早く、患者から感謝されます。

通氣散　治嬰孩鼻塞方

○初生鼻塞《ツマ》り乳を吮う事能はざる者、方書に受風と爲し、和俗にうぶ風と稱すれども、外より風の襲ふに非ず。卽内毒の致す所なり。宜以甘逐末入鼻中効。古人貼顖法に超ゆ。貼顖法見萬氏育嬰家秘

通気散は甘逐一味末を鼻中に吹き入れるというものでありまして、小児の鼻閉を治す術であります。特に小児の鼻かぜを昔は生カゼと言いまして、小児は鼻が塞がっていると、中耳炎になったり目が爛れたりしやすく、生児ならば哺乳もままならなくなりますので厄介であります。そのようなときには早く鼻を通すことが肝要であります。この甘逐吹入の法は、有持桂里が阿波の小児医村橋立作から聞いたやり方でありまして、他の小児医は紅花湯合紫丸など内服治療が主でありました。今は甘逐がなかなか手に入らないので、私は芒硝末吹入にしておりますが、それでもかなり効果があります。ただし芒硝末の法はけっこう鼻を痛がるのでたいへん児に嫌がられます。なのでよほど耳や目にかかる恐れのある場合にのみ用いております。

ちなみに文末にある育嬰家秘の貼顖法とは、香附子川芎荊芥天蚕細辛薄荷皂莢を、すり

こぎで膏にした生葱に煉り合わせたものを前頭に貼れば、それで鼻が通るというものであります。確かにこれよりは吹入の法の方が効果があると思われます。

灸

○初生不發啼聲者、或は臍風撮口は、章門に灸すべし。不語似痙者にもよし。俗間に病もなき小兒に灸焫《きゆうぜい》をいそぐ者あり。余嘗て之を非とす。後千金を讀むに曰へる有り。凡小兒新生無疾慎不可逆鍼灸之如逆鍼灸則忍痛動五臓因喜成癎

この時代には小児の胎毒疾患の治療に、灸治は何かと用いられておりました。ここには初生の啼声不発の者と臍風撮口に用いると書かれております。臍風とは小児の痙攣、撮口とはそれによる牙疳緊急、つまりは食いしばりのことでありまして、要するに疳症に灸を用いていたということであります。そしてその疳の灸を据える場所としては章門が一般的であり、よく効くことが知られていました。落ち着きが無く、悪戯ばかりして迷惑をかける兒に罰を与えるという意味で「お灸を据える」という言葉がありますが、これは言葉のあやではなく、かつては本当に疳の治療として熱い灸が用いられておりました。この章門

の灸は熱くなければ治療効果がありません。ですから悪戯っ子は非常に熱い灸を据えられてしまう訳であります。この頃には子供が疳疾にならないように予め灸をする家もあったようであります。有持先生は別に病でもない生児に灸をして意味があるのかと思っていたところ、『千金』に、「凡そ小兒新生の疾無きは愼んで逆《あら》かじめ之に鍼灸すべからず。如《も》し逆《あら》かじめ鍼灸せば、則ち痛み忍んで五臟動くに因り喜《よ》く癇と成らん」つまりは、別に疳疾でもない児に灸をすえると却って疳疾を患い易くなると書かれてあったということでありますます。やはり灸を据えるべき児、すなわち疳児にのみ灸は据えるべきでありましょう。章門の灸は私もよく小児に使用いたします。近頃は似不語の登校拒否児に章門の灸をして治療をすることが多くありまして、不思議なことに章門の灸を重ねていくうちにだんだん会話が出来るようになり、学校に行くことも出来るようになってまいります。やはり此も疳症の一症なのでありましょう。

附記

初生下す所の黒便、方書に此を胎糞と稱し、和俗にかにこゝと云。かにこゝは、かんこゝの轉じたるなり。言心は此糞下らざれば疳となるとなり。俚言ながらおもしろき名目なり。

胎疾とは、胎中より持ち來る病を云。方書に胎稟之病とも云へり。萬密齋曰、小兒初生至週歳有病者皆爲胎疾。此説極めて是なり。唯内傷乳食外感風寒は、週歳の内といへども不在此例なり。

古代小兒方に顱顖《ろしん》経の名あり。又小兒醫をば顱顖と稱してもあり。孫一奎保嬰論に云、凡看嬰孩百日以後、周歳《ヒトタンゼウ》以前、視其顱《ヲトリコ》而對其症、則補瀉用藥調治、可斷其吉凶矣、又曰、乳母夜睡、鼻口不可與兒頭相近、恐呼吸鼻風、吹其顖門病變百出、慎之慎之、又初生頭骨不合精血不足に因る。如し一旦合を得るも大病起る寸は再び文開し、或は突起し、或は陥て坑を成すも有り。又小兒の巇、傍人噫気《イキ》を吹きかけて顖門を温むれば卽止。此れ等の事に拠れば小兒に在ては顱顖千係《カカリ》甚多し。於此乎古人も顱顖者精神之門戸開竅之橐《たく》鑰《やく》也と云へり。大率《おおよそ》平兒顖門うごきおどる事少きを無病の兒とす。

臍の一係も亦甚重し。先ヅ其在胎ノ時ハ口鼻未ダ呼吸通ゼズ唯ダ臍間ノ真息ハ母之呼吸ニ隨テ呼吸ヲナス、其地ノ下ニ及ビ囫然一聲シテ気口鼻通ズと云。腹を出て後も臍は慎しみ重んずる事なり。そもく蒂を斷ち産湯《ウブユ》をなすに、水湿を臍に受けざるようにし、又抱きかへ寝さし起こしに愼んで臍蔕の動かざるようにす。蔕如《も》し乾く事有れば、腹にさはりて痛がり啼くなり。麻油をもて臍蔕を潤すべし。若し臍蔕落て後は又乾かざる事あり。此には藥を搽じて可なり。又衣裍《むつぎ》を解きて臍を候う事など有れば、戸障子を閉ぢ、火盆《ヒバチ》をも入れて一室を煖にす如《べ》し。便氣にて裍裳《もむつ》濕る事有らば亟《ただち》に解き換ふ。是れも濕気の臍に透るを嫌《いみ》てなり。又年長《とし》じて後大病をわづらふ時は臍間にて死生を決する事、醫家の秘訣なり。又平人の壽夭《じゅよう》を卜《せん》する事もあり、活幼全書云臍穴廣大者壽臍穴淺小者夭、諸此の如きの類は勝紀すべからず。産科の言に云、臍帶を斷つ時つよく引出す寸は臍突する者あり。故に臍蔕を斷つには世人銕《てつ》器を忌めども、やはり剪刀《ハサミ》を懐中にて温め、此れを以てすみやかに斷つがよし。然る寸は臍突之患ひ無し。方書に臍突と云へるは小兒多く啼けば臍をして突出光浮如吹起ならしむる者なり。此れは啼止《や》めば自ら故《もと》に復するものなり。俗にデベソと云は、此れは生質にして病に非ず。古人叙春甫の説にも受氣乖違也と云へり。

初生の兒、頭項の際《きわ》腫氣して癭瘤《えいりゆう》の如き者、世醫胎毒と爲して之を治すとも荏苒として難癒。賀川子玄子の考に、此れは是れ兒の未だ産れし前に其頭項母の横骨にあたれるが爲めに血凝滯して腫をなすなりとて、三稜縫針にて放血す。一刺卽愈ゆ。子玄子保産の餘力種々發揮あり。其見動もすれば人意の表に出づ。

頭破顱解項軟頭傾手足痿軟歯生不齊髪生不黒の類、錢仲陽以來諸名師皆以て稟氣不足の故と爲し、六味地黄丸を用ゆ。羅浮の陳氏獨り之を駁し、地黄久服するは膈に膩《あかづか》むの説を立つ。吾邦香月氏も亦説あり。愚案ずるに、以上數症特に胎氣不足のみならず、或は胎毒の變も有るべし。症に随い宜しく制す可きなり。

新生女子の白沃、男子の下疳偏墜等、皆胎毒の變なり。白沃下疳は大都《おおよそ》龍膽瀉肝湯（方具後黴瘡門）の類に宜し。偏墜は桃仁丸（見醫學入門）牛黄通膈丸（見儒門事親）此れにても消縮せざる者は桃仁承氣湯速効あり。蓋し偏墜有生《ムマレテ》後に發する者は可治、未生前より之有る者は不治。初學此れを知て從事《リヤウジニカカル》すべし。

嬰兒常に盗汗する者は多くは癖結の致す所なり。誤り認めて虚候となす事莫れ。

幼科諸書皆特に諸熱門を立つれども、畢竟外感十に八九に居る。外感は一たび汗すれば即解す。汗出てゝ解せざるは、必瘡毒痘疹か、然らざれば疳癖飲食に係る。此の如きは其証を審にして分治すべし。如し合併する者は、其重きを主として治を施すべし。

附記には本文には書かないような風土や文化に関する記載がされております。ここはそのまま読んでいただければ良いと思います。出てくる用語の解説のみ少し挙げておきます。

古代小児方に・・・の文中。「顱顖」とは頭蓋骨と首骨のことであり、「顱門」とは大泉門のことであります。

臍の一係も・・・文中。「囡然」の読み方は「がぜん」であります。囡は一文字で赤子の泣く声を意味する字であります。衣褓と褓裳でありますが、先ず「褓」は「むつ」と読みまして、赤子の着衣や下着を意味します。衣裳の「衣」は上半身の着衣の意味で「裳」は下半身の着衣を意味します。「壽夭」とは「生と死」のことであります。「光浮」は水面から日が昇る様子のことであります。

初生の兒、頭項の際・・・の文中、「瘿瘤」とはいわゆる「こぶ」のことであります。

頭破顱解・・・文中、「頭破顱解」は頭蓋骨が癒合していない状態、「項軟頭傾」は頭の形は良いけれども首がぐらぐらな状態、「手足痿軟」は四肢に力が入らない状態、「歯生不齊」は歯並びが悪い状態であります。

西晋の王叔和、變蒸と云事を言ひ出し、後來諸老先生も相傳演じて其説益繁し。盖し變とは變易の義、蒸とは發熱を云。此症病に似て病に非ず、乃ち兒生長の次第なりと謂へども、信據すべからず。張介賓孫一奎説あり。卓論と謂べし。錄于左。
○景岳全書云、小兒變蒸之説古所無也、至西晋王叔和始一言之、繼自隋唐巣氏以來則日相傳演、其説益繁、然以余觀之、則似有未必然者、何也、蓋兒胎月足離懷氣質雖未成實、而臟腑已皆完備、及既生之後、凡長養之機、則如苗一息不容有間百骸齊到、自當時異而日不同、豈復有此先彼後一如一變生腎二變生膀胱、及每變必三十二日之理乎、又如小兒之病與不病、余所見所治者、蓋亦不少、凡屬違和、則不因外感、必以內傷、初未聞有無因而病者、豈眞變蒸之謂耶、又見保護得宜而自生至長、毫無疾痛者不少、抑又何也、雖有暗變之説。終亦不能信然、余恐臨證者、有執迷之誤、故道其愚如此
○小兒金鏡卷之一云、古謂三十二日一變生一臟、六十四日一蒸生一腑、三百二十日十變五蒸畢、則臟腑完而人始全也、大意謂、人有三百六十五骨度、而合周天之數、以期歳該之云云也、愚謂嬰孩離母、則腑臟已自具足、豈待變蒸完而後始生哉、觀其下地、囡然一聲便能呼吸飲乳、大小便一如大人、設臟不完啼聲安出、又安能飲乳而成大小便哉、由是推之、所謂變蒸者、乃氣血按月交會煆煉使臟腑之精神志意魂魄逓長靈覺漸生爾氣血有太過有不及故寒熱之發有輕重有晏早不然、觀今之嬰孩未嘗月月如其所云三十二日必一變、六十四日必一蒸也、發寒熱者百中僅一二耳、間或有之亦不過將息失宜或傷風傷乳而偶與

時會耳雖不服藥、隨亦自愈、茲姑採什數方、以備參用、若謂生臟生腑之助、則其謬也不辯自知

○小兒は風寒感じ易く解し易し。此を以て數發熱す。稀れには乳食之を爲すも有り。孫一奎が風に傷し乳に傷し而偶時と會すと云は確言なり。

これも読んでいただければ良いのでありますが、少々長い漢文があるので読み下しを付けておきます。参考してください。

景岳全書に云ふ、小兒變蒸の説は古には無き所也。西晋の王叔和に至って始一たたび之を言ひ、継いで隋より唐の巣氏以來、則はち日々相傳し演じ、其説益々繁し。然るに余を以て之を観れば、則はち未だ必然たらざる者有るに似たるは何ぞ也や。蓋し兒胎月足りて懐を離れ、氣質未だ實と成らざると雖ども、臟腑は已に皆な完備す。既に生之後に及び、凡そ長養之機は、則はち苗一息の間有りても容れ不るが如し。百骸齊《そろ》ふに到る。當に時に異り而して日に同じからざるにより、豈に復た此の先き彼の後に一變は腎を生じ二變は膀胱を生じ、及び每變必三十二日之理の一如や有らん乎。又た小兒之病は不病の如しとは、余の見た所治すべき所の者も、蓋し亦た少からず。凡そ違和に屬すれば、則はち外感に因

らずして、必ず內傷を以ってすとは、未だ初《かつ》て因無くして病む者有るを聞かず。豈に真の變蒸之謂ならじ。又保護を宜しく得て而して生より長に至るに、毫も疾痛無き者少からず見るは、そもそも又た何ぞ也。暗變之説有と雖も終に亦た能く信然たらず、余は恐らく證に臨む者、執迷之誤有らん、故に其れ愚なる道此《か》くの如し。

小兒金鏡巻之一に云ふ、古謂はく三十二日に一變して一臓を生ず、六十四日に一蒸して一腑を生ず、三百二十日十變五蒸が畢《おわ》るときは、則はち臓腑完にして人始めて全也。大意に謂ふ、人に三百六十五骨の度有り。而して周天之數に合す。期歳を以て之を該す云云也と、愚謂く嬰孩母を離れば、則はち腑臓已に自ら具はるに足る、豈に變蒸の完にして而る後に始生するを待たん哉。其れ地を下て、囫然一聲するを観れば、便《つい》で能く呼吸して乳を飲み、大小便の一つも大人の如し、設《も》し臓が完ざれば啼聲安《いずく》んぞ出ん、又た安ぞ能く飲を乳み而して大小便と成らん哉。是に由り之を推せば、所謂《いわゆる》變蒸は、乃ち氣血月を按じ交會煆煉して臓腑之精神志意魂魄逓長霊覺漸々生ぜ使む。爾るに氣血の太過有り不及有るが故に寒熱之發する輕重有り晏早有るは然らず。今之嬰孩を観るに未だ嘗て月月其の所云《いわゆる》三十二日に必ず一變し六十四日に必ず一蒸する如きにあらざる也、寒熱を發する者は百中僅に一二のみ、間々或は之れ有るも亦た將に息の宜しきを失い或は風に傷し乳に傷して偶々時と會するに過ぎざるのみ。藥を服さずと雖も、隨て亦た自と愈ゆ。茲に姑く十數方を採り、以て參用に備ふ。若《しか》し臟を生じ腑を生ずる之助は謂はば、則はち其れ謬《あやま》り也。辨ぜずとも自ら知らん。

亀胸和語に、はとむねと云ひ、亀背をせむしと稱す。盖し土俗に小兒病ひの發したるを虫がでたと云て、むしとは小兒病の通稱のように成れり。故に背の病を背むしと云は俗名ながら甚おもしろき稱なり。香月氏も此名を賞し、且つ曰く、此病は腎氣不足とて六味八味の地黄丸を用る人あり。是れも一術なれども、小兒は熱つよく脾胃もろく、すぼし地黄などの類のをもき藥を好まぬものなれば、其益少し。心得べき事なり。と確論なり。香月氏などは偶舊説を駁しても其辭温にして厲《れい》ならず、實に君子醫と謂べし。余臆を以て度るに、亀胸亀背は多くは胎毒の變に似たり。いづれ治し難きの病なれども、亀胸は方あり。大柴胡湯大陷胸湯千金陷胸湯紫丸金龍丸の類効驗なきに非ず。亀背に至ては誠に不治の證なり。前人松蘿丹亀尿塗法等、我不信之。老師曰、山慈姑治亀胸の奇藥なりと。余いまだ親しく試みず。

ここには亀胸と亀背の治法が書かれています。亀胸は胸脇の肋骨が反って高くなっている者には大小柴胡、胸骨が出張ったり陥没してしまっている者には陥胸湯を与え、紫丸や金龍丸を併用いたします。また胸椎が後方にせり出して背中が丸まっている人を「せむし」と言いますが、これは疳虫が背中についてこうなるという意味でありまして、確かに面白い言い方だと思います。せむしには有効な薬はありませんが、ここに幾つか処方が挙げられております。八谷子良の『方輿輗』に処方は出ていますので、興味のある人は使ってみてください。

世に乳味湯を用て兒をそだて、或は粥を以て養ふ者あり。愚案ずるに、乳味湯は益少く米粥は力過ぐ。凡そ無乳の兒は炊湯《ヲネバ》メシノトリユを取り、少し白糖《タイハク》を和して日々之を啜らしむべし。如此すれば精氣漸長して疳癖諸症を生ずるの患もなし。是れ養兒至善之法なり。余嘗て此を藜藿《ヒンカ》單寒之家に教へて數兒を育せり。其父一人嘗て余に戯れて曰く、此子生ズル者ハ父母、此子長ズル者ハ先生サマと。

龔廷賢曰、小兒生四五個月、止與乳吃、六個月以後、方與稀粥哺之、周歳以前、切不可

吃葷腥並生冷之物、令兒多疾、若待二三歳後臓腑稍壮、綄與葷腥方好。是れ古来乳哺の大局なり。然れども母如し乳汁なく、或は家貧くして乳嫗《ウバ》なき者は六個月以前とても炊湯を啜らしむべし。或は爛粥を嚼て此れを哺せしむる事もあれども、炊湯には如かず。凡そ小兒穀肉を食ふ事太早ければ、唯腹のみ滿して身は漸く羸劣し、遂に難治となる者数十人を目睹《もくと》せり。切に戒むべき事なり。

江戸時代には乳の代用品は無かったと書かれている書物を多く目にしますが、実際には既に江戸時代、ここに書いてある乳味湯のような乳の代替品はありました。文政七年に発行された『江戸買物獨案内』を見ても「ちちのこ」という今でいう粉ミルクが普通に売られていて、しかもいろいろな店が類似品を売っていたことまで分かります。また同じ店に哺乳瓶も売られておりました。そしてこの「ちちのこ」は何と戦時中まで売られていたことがわかっています。このような粉ミルクは栄養が良すぎるので、かえって乳癰などになりやすく、かえって腹満してしまったりするので、米を炊くときに出る取り湯に白砂糖を少し加えただけの気味の薄い物の方が良いと言っております。また『萬病回春』の文を抜萃して載せておりますので、読み下しを付けておきます。

龔廷賢曰く、小兒生れて四五個月は、止《ただ》乳を與へて吃す。六個月以後、方《まさ》に稀粥を與へて之を哺さしむ、周歳以前には、切に葷腥《うんせい》并びに生冷之物を吃すべからず。兒をして疾多からしむ。若し二三歳を待て後、臓腑稍や壮なれば、綣に葷腥を與れば方《まさ》に好からん。と書いてありまして、これが昔からの育嬰の大局であるということであります。葷腥とは肉魚類のことであります。

哯乳

○小兒乳を飲む事多くして、時に吐出するは、百日内に多く有る事なり。此れ身猶小さく猶軟らなるに、乳母の擁抱《ダキカカヘ》あしき事などありて、乳溢れ出るなり。方書に此れを溢乳と云ふ。溢乳は病に非ざれば、治を施すに及ばず。真の吐哯は吐せんと欲して吐せず、口をおね〳〵とし、目をまじ〳〵とし、煩悶して吐出す。多くは微欬あるものなり。正字通に哯者小兒嘔乳と注す。嘔の字能く病情に當れり。此病多くは胎毒癖氣の致す所にして、連綿不止ば必搐を發す。吐乳にして搐を發する者は不治。故に吐乳は小兒の一大危なり。醫者病家忽視《ユダン》すべからず。然しこゝに吉凶の分あり。先づ發搐して後吐乳する者は吉、先吐乳して後發搐する者は凶悪、恐る可し。愚嘗て此理を考るに、先發搐する者は病外に發して其症淺く、先吐乳する者は病内に生じて其症深きなり。初學此を知れ。

小半夏湯　方具後嘔吐門　諸嘔吐穀不得下者

○此湯寒熱虚實を論ぜず諸嘔吐を治するの良方なり。龔廷賢定吐飲の一方を立つ。即此湯に薄桂を加るのみ。

小半夏加茯苓湯方　具後嘔吐門

○此方原とは卒嘔吐心下痞膈間有水眩悸の症に用てあれども、諸嘔吐に用て佳なり。吐乳多く涎沫《タン》を出だす者などには益佳。

大半夏湯

○上方を服して吐止まざる者、此湯を與ふべし。

ここからは小児の吐哯の治療になります。つまりは乳児が乳を吐き出してしまう病態であります。哯という字はそれ一文字で「小児嘔乳」の意味がありまして、この吐乳の病態のことを哯乳と言ったり吐哯と言ったりいたします。この吐乳でありますが、そのままにしておくと次第に痙攣発熱が起こってまいります。それより進んでくると、今度は直視上竄になって、場合によっては死に至ることもある病であります。この吐乳の治法は、まず原因は何であれ小半夏湯または小半夏加茯苓湯、または後世派の方剤の二陳湯を与えてみるというのが通例嘔吐治法の定石であります。その中に、ごく稀に小半夏加茯苓湯では力が足りず、大半夏湯ではじめて効果が出るという者もおりますが、用いる場は小半夏湯と同じ水飲停滞の場であります。これらを与えて効果がなければ証に応じて処方を考える必要があります。

千金陷胸湯

○毒膈間に逼《せまつ》て吐哯する者、半夏茯苓湯の類一應効を奏すといへども、復發して治せず。宜與此方。

千金陥胸湯は括蔞仁大黄黄連甘草四味からなる処方でありまして、小陥胸湯に大黄を加えた処方でも同様の効果が得られます。嘔吐で心下に水飲がある場合、小半夏加茯苓湯の類で一旦水飲が捌けても、胸中に瘀血や胎毒がある場合、またすぐにもとの水飲の症が顕れ治療に難渋することがあります。そのような時は小陥胸湯の類で一旦胸をすかせば暫く嘔吐が止むことがあります。

萬氏新製一方　幼科發揮下之一　治嘔吐不止之病

呉茱萸　黄連各等分剉

右用向東壁土一塊杵砕用藥放在銚中炒焦入水煎一二沸澄清服之

○此方嘔吐不止を治する方なり。搐意有る者も此を服すれば其發を免るべし。吾が應年の友に村橋立作といへる児醫あり。此の二味を取て茱萸連湯と稱し、專ら用て上症を療す。余も亦授受して頻に是れを用ひしが、今案ずるに凡そ藥、製法煎法服法等古人所言、皆意義ある事なり。法度正しからざれば方症に對すと雖も其藥効少なし。況や壁土は嘔を治するの佳品なり。此れを去て可ならんや。

有持桂里はこの方剤を「茱萸連湯」と呼んでよく使用していました。『方輿輗』には茱萸連湯は呉茱萸黄連生姜の三味水煎でありまして、よく効があるとしきりに書いてあるので、以前使用してみましたが、全く効果がありませんでした。今迄おかしいと思っていたのですが、『校正方輿輗』には、なんとこの茱萸連湯に壁土と一緒に水煎することが書かれてあるではありませんか。方後の解説にも壁土が重要なことが再度書かれてあります。しかしながら今の世では壁土は入手困難なので、この方剤はなかなか使用できないと思います。もし使えれば、茱萸連湯は哺乳もままならず、発搐する勢いがあるような極軽度の痙攣状態であってもとりとめるくらいよく効く薬だそうであります。村橋立作は有持桂里と親しい阿波の小児医であります。

小柴胡湯

○一小兒吐哯十餘日。時に發熱、熱發すれば必微搐す。醫吐を定むる諸方、及び千金龍膽湯など雜《まぢ》へ施すとも、皆効なし。余診して謂へらく。此子の病始め之を熱邪に得る、然るに醫解散せず、邪気心胸に延纏《えんてん》して此症を爲すなり。長沙氏の所謂、嘔而發熱者小柴胡湯症具是れなり。微搐（ビクツキフルイ）は小兒の常態、深く慮《シンパイ》するに足らず。即小柴胡湯を服さしむに二三日に胸脇和し、熱解して、諸症全く愈ゆ。夫れ幼科と雖も傷寒に精ならざれば神入る能わず。此義冠氏已に論有り。後の慢驚門引之、参考すべし。

○又一児有り。上症を患ひ師　代《かはるがはる》　療すれども治せず。一老醫小柴胡湯を投ず。前師《サキノイシャ》之を嘲て曰く、小柴胡湯は吐乳の藥に非ず、老醫何ぞ此の孟浪《ムホウ》を爲すと。凡そ病に定方無し、症に隨て宜く制するが古の道なり。前師の言、妄に非んば、後師を拒むの意に過ぎじ。

吐乳に小半夏湯を与え、茱萸連湯や紫丸までも兼用しても治らない者は、発熱の後心胸の熱邪が未だに去っていない可能性があり、そのなかでも腹をうかがうと脇肋が高くなっている場合があります。こういう時には小柴胡湯がよく効きます。小児の脇肋が高くせり上がる者は、実は大人の胸脇苦満と同じでありまして、『腹証奇覧』にもありますが、それは胸脇苦満の一変症であります。胸脇苦満、嘔して発熱は小柴胡湯の正症でありますので、当たり前といえばそうでありますが、乳児だからと何かと小児専用の方剤ばかりに目を向けてしまい、傷寒の基本を忘れないようにと注意を促してくれております。

大柴胡湯　嘔不止心下急鬱々微煩者、嘔吐而下痢

○吐乳にして下痢する者は虚候なり。嘔吐而下痢の語に拘て卒に此方を用る事莫れ。
唯嘔不止心下急鬱々微煩には妙甚し。

吐乳の嘔吐に下利を兼る児は、多くは陰症の位でありますから、嘔吐而下利だからといって大柴胡湯を使用するには注意が必要です。そこは本来ならば銭氏白朮散や理中湯、呉茱萸湯のゆくところであります。ただし胸脇が高く張り、それが心下まで続いているような症には、一旦大柴胡湯を使えば即座に緩み、それで哺乳が出来るようになることもあります。これが、心下急鬱々微煩が大柴胡湯の正証であるゆえんであります。また一旦大柴胡で胸脇を緩めておいてから改めて陰症の治療をすることもあります。これも陰症治療の一手法であります。

龍膽湯　方具後急慢驚門

○吐乳不止微々に瘈瘲《きつじゅう》する者、此方に宜し。

淨府湯　方具後痟癖門

〇吐乳發熱搐を作す者、對症の藥を以て一時効を得といへども有癖塊在腹中爲此、再三發して不止は、此湯にて妙に治し再び不發者あり。世の古技者流《コハフカ》、所不知なり。

ここに挙げてある千金竜胆湯と浄府湯の二方は小児搐搦《ちくじやく》に用いる方剤であります。乳児吐哯は、痙攣発作が頻回に起こる場合、もはや吐乳の手当よりも発搐の手当の方を優先しなければなりません。発搐の方剤としては、この時代竜胆湯は当たり前でありまして、今の世ならば抑肝散が行くところでありますが、こと兒の吐乳には抑肝散よりも竜胆湯の方がよく効きます。竜胆湯を与えて一旦効を得ても再三発搐する場合は、小児癖疾の薬である浄府湯を用いればそれで治ってしまうものもあるという治療の一術を、浄府湯の方後にある解説に書いてくれております。浄府湯は回春の方でありまして『古今方彙』にも載る薬剤であります。

旋覆花代赭石湯　方具嘔吐門

〇吐哯不止心下痞鞕する者に用ゆ

有持桂里はこの場に茱萸連湯を用いますが、茱萸連湯は一般的な方剤ではないので、その頃の多くの医者は旋覆花代赭石湯を用いておりました。

猪苓散　方具後嘔吐門

○經日の吐乳、水道へ通導して止む者あり。猪苓散五苓散茯苓澤瀉湯等類推すべし。凡そ哯乳の病を療するは、大人嘔吐反胃と參酌して可なり。唯搐を発するに至ては此例に在らざるなり。

五苓散を小兒嘔吐に用いる手法は、今時の医者は最も多くこれを用います。私の知る医者に五苓散の医療用エキス製剤を湯に溶き、それを針のついていない注射器にいれて肛門から注腸する者もおる程であります。ただし瘈瘲つまり痙攣するに至った場合はもはやこの五苓の場ではないので、嘔吐の症は全て五苓散と考える医者は最少し思慮が必要だと思われます。

銭氏白朮散　方具後泄瀉門

嬰孩吐瀉宜亟用此方遅疑則成慢驚症矣

○小兒終に吐瀉を經れば便《すなわ》ち是れ慢候と爲る。此時に方《あた》って亟《すみやか》に白朮散を與ふべし。遅疑《ぐづぐづ》せば困を取る事有らん。萬全有曰へることに、于將《ここまさ》ニ衰ルノ先、應ニ脾胃ヲ補フベシ、白朮散ニ宜シと。

銭氏白朮散は泄瀉の方剤でありますが、小児の吐哯で瀉下を兼る症によく用いられます。白朮散は、小半夏加茯苓湯や茱萸連湯よりも一段進んだ慢候にもなろうかというところに用います。銭氏白朮散の構成生薬は人参白朮茯苓藿香木香甘草葛根からなる処方であります。

抜萃人參湯　方具後嘔吐門

此れ治嘔吐不已の神劑なり。余嘗て之を吐乳に運用し、効を得ん事數十人。案ずるに萬氏參香散有り、此と弟たり難く兄たり難し。

抜萃人参湯は『濟生抜萃方』にある胃寒嘔吐の処方でありまして、人参丁香藿香橘皮生姜からなります。前の銭氏白朮散と似ていますが、こちらは下利ではなく嘔吐の処方であります。非常によく効くらしく、有持桂里はこれを嘔吐の神方というほど称賛しております。

呉茱萸湯　方具後嘔吐門

○呉茱萸湯本症は載て後の嘔吐門に在り。入門に此方を擧げ、古參萸湯と名づく。其主治に、治氣虚胃寒嘔吐冷涎陰症乾嘔と。余嘗て李氏の意を酌で此を吐哯陰症に用ゆ。間々効驗あり。

呉茱萸湯と次の理中湯は銭氏白朮散よりもさらに進んだ胃寒の状態に用いる処方になります。つまりは陰位の方剤になります。先程の銭氏白朮散がゆくところも陰位の吐哯でありますが、いうなれば白朮散や抜萃人参湯の位は太陰で、この呉茱萸湯と次の理中加猪胆汁湯はもう一段深い少陰の位であります。ですから有持先生も方後の解説に、李氏が胃寒と言っているところを、吐哯陰症と言い直しております。

萬氏理中加猪膽汁湯　理中湯方具後傷食門

○小兒吐哯不止、或は大便溏泄時に煩して目飜し手搐するの狀ある者、此方大に奇効あり。案ずるに古、白通加猪胆汁湯四逆加猪胆汁湯有り、萬氏化裁《ツクリカヘ》し得て、又不易の一名方を成す。嗚呼仲陽去て後、英傑競ひ起るといへども、恐らくは萬氏の右に出る者あらじ。其治驗一章を摘して左に擧げ、又陳復正の説を附す。

幼科發揮下之一云、王少峰次子、三個月病吐、請醫治之、藥乳不納、予見其兒在乳母懷中、以身伸弩上竄、呃々作聲、有發驚之意、乃取理中湯丸末子一分、用猪膽汁童便各半匙調分三服、初一次少停、略以乳喂一二口卽止、又進一次、又乳之、其兒睡一覺、醒則嘔止、不伸弩、不呃々作聲矣、予以是法教諸子止嘔活人甚多乃良法也

幼々集成卷之三嘔吐門云、寒吐者乳片不消、多吐而少出、面白眼慢、氣緩神昏、額上汗出、脉息沈微、宜溫中消食、輕者藿香正氣散、不止理中湯加藿香、又不止參香散、再若不止、此陰盛格陽、謂之拒格、急以理中湯一劑、用公猪膽汁和童便少許、將藥潤濕炒熟煎服、卽止、此内經熱因寒用之法也、蓋陰寒太過、陽熱之藥拒而不納、故以猪膽童便爲郷導、其始則同、其終則異、下咽之後、陰體漸消、陽氣乃發也

余此方を用るに、初めは全く萬氏の制に循《したが》ひしが、近来理中品味を取り、以水一合

煮取五勺去渣内膽汁童便和令相得分温再服、是れ前賢制度を亂すに非ず。卽仲景氏煎煮の古法なり。

理中湯加童便猪胆汁は『幼科発揮』にある処方でありまして、小兒嘔吐の胃寒で最も陰位の処方であり、既に厥陰に入ろうかという、上竄搐搦のところに行く処方であります。萬氏の『幼科発揮』と陳自明『幼々集成』から引用した文を載せてくれておりますので、読み下してみます。

幼科發揮下之一に云く、王少峰の次子、三個月吐を病む、醫を請て之を治せしめど、藥乳納まらず、予が其兒の乳母の懐中に在るを見るに、身を以て伸弩し上竄し、呃々と声を作し、發驚の意有り、乃はち理中湯丸の末子一分を取り、猪膽汁童便各半匙を用て調へ分三服す、初め一次にて少しく停め、略乳を以て喂ふこと一二口にして卽止む、又た進むこと一次、又た之に乳す、其兒睡ることを一つ覺へ、醒めれば則はち嘔止み、伸弩せず、呃々と声を作さざるべし、予は是の法を以て諸子に教へ嘔を止め人を活かすこと甚だ多ければ、乃はち良法也べし

幼々集成巻之三嘔吐門に云ふ、寒吐は乳片不消、多く吐して少しく出づ、面白く眼

慢し、氣緩神昏、額上に汗出て、脉息沈微なり、溫中消食に宜し、輕き者は藿香正氣散、止ま不れば理中湯加藿香、又止ま不れば參香散、再び若し止ま不るときは、此れ陰盛格陽、之を拒格と謂ふ、急に理中湯一劑を以て、公猪膽汁を用て童便少し許りに和し、藥は將に潤濕し炒り熟し煎服すれば、卽はち止む、此れ内經の熱因寒の用法也、蓋し陰寒太過れば、陽熱之藥を拒みて納せず、故に猪膽童便を以て鄉導と爲す、其の始めは則はち同し、其の終は則はち異なり、咽を下るの後、陰體漸々消へ、陽氣乃はち發する也

どちらも小児吐乳のあれこれしても治らない場合に用いることが書かれてあります。萬全は理中加猪胆汁湯の作り方を特に別なものとして書いておりますが、有持先生は普通に理中湯を作り、それに猪胆汁と童便を入れるやり方で良いと言っております。確かに陳自明が言うとおり、裏寒の証が極まってきますと、厥陰の位に入り、却って熱状を帯びてまいります。そうなると理中湯はかえって具合悪く受け難くなってしまいます。古方ならばここには白虎加人参湯を先ず行ってから理中湯に戻るなどのやり方になるのでしょうが、なるほど理中加猪胆汁湯ならば陰盛格陽の拒格のところにも受けやすく、見極めの煩わしさもなく、安全でとても優れた処方と謂えます。まさしくこれは不易の一方であります。

炒米煎　治吐哯百計無効者

粳米不拘多少炒香水煎去渣徐々飲之、屢經功効

○吐哯百計にすれども治せず後、藥乳一切納らざる者は藥を止め乳を節し、唯炒米煎を以て徐々に之を飲ましむ。是藥せ不る之藥にして、誠に和平極妙の法なり。初學其淺近なるを以て此れを輕んずる事莫《なか》れ。

小児吐乳の理中加猪胆汁湯まで与えても止まぬ者には、炒米煎を与える他は無いという事であります。炒米煎はただ粳米を香りが出るまで炒めるだけの処方でありますが、屢々功験があるそうであります。

紫丸　治腹中有痰癖哺乳不進乳則吐哯方　千金巻之八

○病に同症異治あり。一女孩《オナゴノコ》、内有痰癖哺乳不進、乳のめば則ち吐哯す。此如きこと二三十日。紫丸を與て卽愈ゆ。又一兒、上症を患ふ有り。余診して曰く、此兒の病、盖し乳食過度に因る。胃氣を和するに非んば愈へず。卽小承氣湯を作て之を

與ふ。二劑を終へず大便通じて吐止む。夫れ二兒、哺乳不進則吐哯すれば一なり。然るに此兒何を以てか乳食過度と爲す。盖し其脉滑大にして腹膨脹、時々放屁臭氣殊に甚しきを以てなり。

金龍丸

○吐乳其因不一といへども、大半は毒之れが根基を爲す。故に紫丸金龍毎に用て毎に効あり。吐哯に玉屑を用る事、本艸及び諸方書に見ゆ。参攷すべし。

紫丸はこの時代では、吐哯とみれば当たり前に随症の処方と兼用して用られておりました。吐哯は胎毒による者と外邪による者と乳食過度によるものがありますが、そのうち紫丸や金龍丸のゆくところは胎毒によるものであります。外邪に因る者ならば、葛根加半夏湯や小青龍湯、乳食過度によるものならば大黄甘草湯や承気湯の類を使用いたします。詳らかに辨別することが大切であります。

參香散　治小兒胃虚作吐諸藥不止

○此方方書に所謂、寒吐に可用、熱吐には不可。

霊砂丹　治小兒一切吐逆不拘令熱及久吐諸藥不効者

○小兒嘔吐不止者、冷熱に拘らず此丸を用ゆべし。大人嘔吐にも亦可。

五膈丸

○吐哯不止、或は搐を發する者に良し。

参香散は人参土茯苓藿香木香丁香を木瓜の煎湯にて調えて飲むというもので、霊砂丹は朱砂と硫黄二味の丹、五膈丸は枳實熊胆沈香人参にヤガラという魚の黒焼からなる処方であります。いずれも私は使ったことがありません。吐哯不止にはヤガラの味噌汁を飲ませることも効果があるそうであります。それもいつかは試みたいと思います。吐哯は治らなければ生死に関わりますので、ここにいろいろな手段を載せてくれております。

續方

益母湯　宋郭坦十便良方引大行方　治小兒吐乳令乳母服

人參一分　陳橘皮　生薑各壹兩

右爲末毎服一錢小者半錢煎香楠木湯調下楠木定驚止吐神効

◯是れも亦一手段

乳母に薬を飲ませます。乳児の虚弱の原因は、乳児のみにあるわけではありません。その乳母の母乳に栄養がなければ、児を養うことはできないからです。

附記

景岳全書四十一吐乳編云、乳子之藥不必多用但擇其要者二三四味可盡其妙

◯唯乳子のみならず。大人嘔吐を療するも亦然り。

又云、若乳母有疾因及其子當兼治其母

◯乳母疾ありて其子に及ぶと視ばゆだんなく乳母にも服藥せしむべし。

吾邦俗、乳母服藥に甘艸を忌む。此義本艸にも何の書にも見へず。或る醫人の説に、甘艸はをもきものゆへ多く服すれば胃の気ふさがりて乳汁に妨げ有りと云。不知。果して然らんや。否余生平用之、未だ嘗て害あらず。

吐哯の病、乳哺を節にせずんば薬り症に対すと雖も其病愈る事なし。節とは減少の謂なり。孫思邈が以空乳乳之の手段、今は老媼《ウバ》鄙婦《カカ》もする事あるが、いかにも工案なり。

幼々集成吐乳の論に、爲醫者者臨診治病貴能體貼病狀能用心法の論あり。凡そ病療治にかゝりては格套《ジョウシキ》の外心法なくんばあるべからず。余嘗て此れを以て小兒の吐哯大人霍乱の壊症を救治せし者數人。

ここには処方とあまり関係の無いことが書かれていますが、江戸時代には乳母に甘草を与えてはいけないことや、空の乳を与える手段や、なぜか心法の大切さなどが書かれております。ここは読んでおいていただければそれでいいと思います。

鵞口

○鵞は鳥の名なり。小兒口舌に粟粒の如きもの生じて白くなるが、鵞の口に似るとて名づくるなり。一に之を雪口と謂ひ、或は白雪瘡と稱す。白きを以て名とすれども、白き瘡のできたるには非ず。白きは是れ乳汁のつきたるなり。故に拭へば除き去るものなり。凡そ芽兒、乳を吮ひ得ずして啼哭する者は、鵞口に心を着くべし。此病、初めは舌に起り、後は上顎下顎咽喉までに及ぶも有り。平安の俗、是れをしたしと、云。方土《トコロ》によりて或はしたしとぎ、或はしらした、或はしたくさ等の稱あり。

鵞口は舌に白い斑状の隆起物が多数生えてくる病でありまして、曾ては乳児に多くみられたようであります。現在ではこれはカンジダという菌が原因とされ、抗真菌薬を投与いたします。しかし中には抗真菌薬で一旦は寛解に向かっても、後にまた生えてきて一向に治らないものもありまして、そういう場合は治療に難渋いたします。こういう時には先人の知恵を借りるべきでありましょう。ここに鵞口に有効な治療法をいくつか挙げてくれてありますので、見ていきます。

涼膈散　方具後口舌門

○此方熱を精し毒を解す。口瘡必用の聖劑なり。

涼膈散は薄荷、甘草、連翹、大黄、芒硝、山梔子、黄芩から成る薬剤でありまして、熱毒熾んなれども発表にも攻下にも応ぜぬところに用います。もとは『宣明論』の方でありますが、『外科正宗』や『儒門事親』にもあり、『和剤局方』にも処方が載せてあります。鵞口のみならず口舌咽喉熱毒熾便閉を伴う者に用いる処方であります。於令和三年夏月患胸中苦悶熱熾而身体発熱咳嗽大に流行す、儒門事親にある黄連清心湯、即ち涼膈散加黄連にて救たるもの数多。参考して可用。『東郭医話』にもあるように、原因不明の流行病には多く涼膈散の証があります。油断すべからずであります。

瀉心湯　方具後諸失血門

○好古の醫、口舌牙歯の疾に多く此湯を用ゆ。龔廷賢も治小兒口瘡瀉心湯あり。即

黄連一物爲極細末蜜水調服

右の涼膈散のゆく鵞口は、古方ならば三黄瀉心湯の行く處であります。私も涼膈散を作る前はこればかりを用いておりました。しかし中には瀉心湯で一旦効を収めてもまた再発

を繰り返し、治療がはかどらないことがありまして、その場合は涼膈散が主治するところということが往々にしてあります。涼膈散も三黄瀉心も熱毒の劇症に用いられますが、涼膈散と三黄瀉心湯の区別は、涼膈散は膈上の熱毒に用いられ、三黄瀉心はどちらかといえば陽明の熱毒に用いられるという処でありますが、意外と紛らわしいので注意が必要であります。

三黄瀉心湯が主治する口舌の熱毒は陽明の位に属すると言われますが、どうも下してばかりいると段々に陰位に移っていってしまい、完治するのが難しくなることも小児には屡々あることであります。『萬病回春』の瀉心湯は、その点でいえば黄連一味蜜水で煉るだけの処方であり、小児の口瘡には用い易い処方であります。

升麻煎　方具後口舌門

○涼膈瀉心の類を服して熱解すといへども口瘡未愈者、此方を用ゆべし。是れ余累試累効の剤なり。

升麻煎は『備急千金要方』の方で、膀胱熱不已口舌生瘡咽腫痛に用いる方剤でありまして、升麻玄参茨根射干藍葉黄蘗煮去滓蜜更煮の処方であります。この処方は大方熱毒も取り終わるかという頃の、紅花散などを用いる処に使用する処方でありまして、余熱を除きながら、藍なども入り瘡を癒すところにゆく処方であります。

銭氏白朮散　方具後泄瀉門

○鵞口瘡日を經て虚熱に属する者大に此方宜し。諸家の治例散見《チラチラミユ》方書、其一二を左に錄して以て證とす。龔廷賢曰中気虚熱口舌生瘡不喜飲冷服銭氏白朮散卽効孫一奎曰如搽寒涼藥口中一片白漫々者此中焦虛而熱不得下降内服四君子加炮薑葛根。孫氏此の案白朮散の意に倣《なら》ふなり。

案ずるに白朮散は唯吐瀉燥渇のみならず、衆症に効有る事此の如し。盖し此方銭氏秘事をこめたる妙劑にして、幼科有一無二の名方なり。嗟呼銭氏は兒醫の聖乎、豪骨張氏和の如き人さへ小兒を療するは唯仲陽書中採る可き者最も多しと言へり。

口中の熱毒を久しく三黄瀉心湯で除いていると、下利などもついて中虚の状が出てまいります。このときまだ熱が盛んならばまだ大黄を除くわけにもいかないところでありま すから、瀉心湯に附子を加えて附子瀉心湯にして用いたり致します。しかし附子瀉心湯であっても、長期に下しておりますと陰位に向かい、もはや下してもおれなくなってまいります。有持先生は此所に銭氏白朮散を使います。ここに『萬病回春』と『赤水玄珠』の抜萃文がありますので読み下しを付けておきます。

龔廷賢曰く中気虚の熱は口舌に瘡を生ず。飲冷を喜ばざるは銭氏白朮散を服せば即はち効あり。

孫一奎曰く如《も》し寒涼薬を搽しても口中一片に白漫々たる者は、此れ中焦虚して熱し下降するを得ず。内に四君子加炮姜葛根を服せ。

金龍丸

○鵞口瘡毒盛に便閉《とず》る者には此丸功力勝於紫霜。

鵞口も胎毒により生ずるという考えもありまして、随症方に紫丸を用いる方法も多く用いられておりました。しかし鵞口には紫丸よりも金龍丸の方がよいそうであります。

雙玉散

○鵞口瘡は先紺紗或は紅紗を以て指を巻きて新汲水に蘸し、口中に入れて、彼の白きものを拭ひ去りて、其あとへ散を傅くべし。

雙玉散は鵞口のつけ薬であります。硼砂辰砂二味の粉末四対一の割合で合わせた擦り薬であります。鵞口の治療には、大抵今迄挙げた処方を服用しながら、付け薬に雙玉散を併用して用います。

續方

一方　闞孝忠集効方

以天南星去皮臍研末醋調塗足心

○南星は生の者佳なり。もし之無き寸は乾枯の者も亦用ゆべし。案ずるに小兒口瘡薬を以て足心及び顱顖に塗る事全く効無きに非ず。藥汁をいやがる兒などには幸に便良なり。

顱顖に塗る方は本艸巻之三巴豆の附方に見ゆ。卽吾黨眼疾に用る所、辰砂膏の方なり。

一方

茯苓　莪朮　延胡索　紅花　附子　玄參　馬鞭草　川芎　茴香　檳榔　甘艸

右十一味以水一合煮取五勺去渣加苦酒少許温服

○此れ因州の人所傳、其地名醫の家方と云、余未試といへども錄して万一の用に備ふ。嘗て一男子兒《おとこのこ》鵞口を病む。其症を視るに、陰陽相半ばし、虚實相混ず。余附子瀉心湯に苦酒を加へ服さしめ奇効を得たり。

續方に書かれている初めの天南星を足の裏に塗る方法でありますが、本当に効くのかと思い、なかなか内服できない発達障害の鵞口患者の親にこれを教えて一度やってもらったことがありますが、その時は全く効果がありませんでした。

次の療鵞口瘡一方は、筑前西垣順敵の方であります。膈上の熱毒で涼膈散を用いてもいまいち胸痛がさっぱりと除けず、膿を多く吐く等して一見ぱっとした効果が見られない場合、私は涼膈散に安中散や附子を併用いたしますが、この一方は附子に延胡索、茴香なども入っており、胸中の熱毒による膿痰を散らす良方であります。有持桂里は未試にもかかわらず万一のために載せてくれておりますが、まさに胸中之熱毒今世有効の処方に見えます。

最後に附子瀉心湯の治験が挙げられておりますが、有持桂里は口瘡に附子瀉心湯を用いる時、その用いる直前に少し酢を入れて用いていたようでありまして、そのことについて書いてくれております。

丹毒

○丹毒とは、瘡色丹を塗るが如きを以て名づくるなり。方書に赤瘤丹疹、火丹、赤遊丹等種々の名色を立て、或は分て十種と成せども之を要して一、丹毒なり。千金には此を以て大人小兒の通患と爲し、後代幼科諸書には皆小兒の病となす。今觀患之者、概むね孩提《コドモ》に在て大人に之れ有らざれば、實に芽兒の疾疢たる事疑ひ無し。蓋し此症、未だ生前ならざるに於て毒を受け有、生後に於て病を發る者なり。千金に風熱悪毒所爲といへども、なか〱一應に時氣風熱の致す所に非ざるなり。此病發せんと欲する身、先熱し乳を與るに口中熱つく、或は多啼多哭、或は微搐するも有り、既に發しては熱熾《さかん》にして、須臾の間に處々遊走するも有り。大凡頭顖腹背より起る者は順、四支より胸腹に及ぶ者は逆なり。もし毒腹に入て堅滿如石、或は服痛を爲し喘をなし、驚狂を爲す者は錢陳復生すとも不可施其巧なり。案ずるに此病、先づ發搐して後に丹を発する者は可治。此れ毒内より外に出るなり。先づ丹を發して後に發搐する者は不治。此れ毒入裏なり。

丹毒は鉛丹という赤色の顔料を塗ったように皮膚が境界明瞭に赤くなり、多くは隆起して皮膚が少し堅くなる病態であります。現代では細菌感染症が原因なので、治療はひたすら抗生剤投与を行います。この時代の丹毒の治療は、まず赤くなった皮膚を刺すか切るかして血を取るということをしておりました。丹毒の赤斑は皮膚をくぐりまわり、処を変えて発斑してまいりますので、医者は斑疹の出る場所を追って、移った処でまた針をして血を出すということをしていました。それと同時に瘟疹と同様の治療を行います。瘟疹の治療の原則は、まず発表の意味で敗毒や瀉血をし、後に解毒を行います。丹毒は死に至ることもある病気でありまして、ここでは銭仲陽や陳実功が今の世に生き返っても不可施と書いてありますが、丹毒の毒が腹に入ればもう助からないということが常識でありましたので、医者は丹毒入腹させないように血を出し、兼ねて敗毒や解毒の薬を与えます。

連翹湯　方具後瘟門

○丹疹初起連翹湯與ふべし。其功敗毒散消毒飲の上に出づ。もし熱熾者は石膏を加へ、毒甚者は犀角を加へ、大便結者は芒硝を加ふ。是れ諸瘡癰初發を治するの聖劑なり。

有持桂里の連翹湯は、連翹黄芩麻黄升麻川芎甘草大黄枳実の八味よりなる連翹湯であります。丹毒の初起、まだ毒が表にあるときにはこの連翹湯を用います。

犀角消毒飲　局方　治丹毒壯熱狂躁睡不安

荊芥　防風各一戔　犀角　甘草各五分　牛蒡微炒四戔

水煎如無犀角代升麻或加芩連石膏類

○此方丹毒輕症を治すべし。もし壯熱狂躁睡臥不安に至ては黄連解毒湯に非ざれば不可救。

犀角消毒は前の連翹湯と同じ場に用いられますが、丹毒斑疹の色が強く黒紫色になり、咽喉や心胸に迫らんとする勢いが出てきた時には犀角消毒飲でなければならないそうであります。多くは連翹湯で事足りる場で、特に咽喉にかかる処にはこの犀角消毒飲を用いますが、もはや心下に痞鞕などがつき、この主治に書いてある通りの壮熱狂躁睡臥不安の症が出てしまった場合には黄連解毒の主治する所になります。

黄連解毒湯

　黄連　黄芩　黄柏　梔子各等分

右四味毎服一銭以水一合三勺煮取一合或加大黄

○此れ即壮熱狂躁睡臥不安の症に適当方なり。大津上本氏内人身内、疔を發する事十數個、諸醫藥を用ひ或は血を放てども、熱毒益々劇し。因て舁《カゴニ》て京師に來り治を請ふ。余其脉動數甚しく、心煩するを視て、即黄連解毒湯を與へしが四五貼にして稍安く、二旬出でずして全く愈ゆ。凡そ諸般の毒瘡心中煩悶に至る者は長少《タイジンセフニ》に拘わらず宜用此方。品味簡粋功効卓絶、盖し軒岐千舌の聖劑なり。

黄連解毒湯は、出血や連翹湯による発表作業を一通りやり終えた後か、もしくは丹毒内攻して心に迫るところに用られます。丹毒のみならず他の瘡毒であっても、脈数心中煩悶するところには黄連解毒を用います。丹毒の治療は大抵前の連翹湯か黄連解毒湯を用い、それに紫丸か雄黄解毒丸を兼用し、常に斑疹を追って放血するというやり方を行います。

雄黄解毒丸

○毒入腹、腹脹、大小便不通、喘搐等の症起る者も此丸を用て峻瀉を得ば萬に一を活すべし。孫對微も曰へる事あり。其腹に入る者、無如一瀉間有瀉而得生者、乃千百中之一也。

鍼

○丹毒出血爲上計、須先於睏肉上用口吮毒、輕者血自出、劇者雖無血出、能令毒気聚於此、然後以三稜鋒鍼刺之、血多出卽愈。

○丹毒の病、古來放血を專要とする事載せて諸書に在り。其爲る所を稽《はか》るに皆處を逐て刺せし事と見ゆ。吾門特に一術あり、其法用口極力睏《チカラコブ》肉を吮ふに、輕き者は血少許出て得安、劇者は血出る事なしといへども能く毒をして茲《ココ》に聚らしむ。然して後、三稜鍼刺之、毒血出て立時に効を見る如し。鍼なき寸は剃刀にてはねきり、或は再び吮ひ取るも可なり。又咽肉上の皮を引ばり上げて鍼を横に突き透すも捷なり。此れは是れ本朝傳法にして古經にも言ひ及ぼさざる事なり。余初め此れを俗間剳記《キロク》に得、又一鍼工此れを以て急を濟《スクヒ》たる者を目睹し爾來歴試歴効、誠に治丹毒の最上法なり。

萬氏蜞針の説、發揮に載す。是れ亦可用。

雄黄解毒丸は、雄黄蔚金巴豆三味の丸薬でありまして、毒に因り咽喉腫脹して薬食咽を通らなくなったものに対して咽口疏通を得る目的で用いる方剤であります。それを丹毒内攻して腹までも硬くなり下を得なくなった危急の状態にも応用して用います。丹毒に対しては確かに紫丸よりは雄黄解毒丸の方が雄黄も入り効果は高いと思われます。

この当時の丹毒の治療には放血は当たり前の方法でありまして、普通は丹疹を追って針を刺して放血する方法が用られておりました。有持桂里も当然放血の治法を行っておりましたが、丹疹を追って刺すやり方ではなく、上腕二頭筋の処の皮膚を口で思い切り吸って赤くしておいて、そこを針で突き透すというやり方でありまして、独特な方法を用いておりました。この治療効果は丹疹を追うやり方に勝るのだということであります。

続方

小品説丹毒一名天火也、肉中忽有如丹塗之色、大者如手掌、其劇者竟身體亦有痛痒微腫方

　赤小豆一升

右一味末下節以鷄子白初如泥塗之、乾復塗之逐手消也、竟身者倍合之盡後復作

○先づ薬を服して解毒發表し、毒漸く消ひば塗法も亦よし。若し初めより塗法を用ひば必逼毒入腹、以て救はれざる事を致さん。

丹毒によらず、一般的に瘡毒の治療には付け薬を忌むことは当たり前であります。皮膚の湿疹を塗り薬で治そうとしても、瘡毒内攻して後で跳ね返ってくるのは当たり前でありまして、そういう意味で塗り薬を初めから用いてはいけないという今に通じる大切なことが書かれております。

校正方輿輗巻之三終

校正方輿輗巻之四

桂里有持先生口授

門人　奥州盛岡八谷文恭子良筆受

小児方下

夜啼客忤　一切啼哭　中客

○夜啼の病、古人或は以て脾寒となし、或は以て心熱となす。其説一ならずといへども、各是名師の至論。豈に吾黨の可否《ヨイワルイ》すべき所ならんや。雖然、今臆を以て之れを度《はか》るに、夜啼は多くは癎癖に属す。其入夜必啼は畢竟此如くくせづきたるなるべし。凡そ癎癖は種々にくせの付くものなり。和にてくせと云に癖字を用ゆるも、甚當れり。近ごろ千金を閲するに、雙紫圓方の下に云、夜啼不眠是腹内不調。此説かたつまらず詞《ことば》簡にして意却て廣し。さて小兒の啼哭、此外端多し。腹痛に因る者方書に此れを軀啼と謂ふ。軀は字書に身向前也又曲身とも注して、身をかごめる事なり。腹痛の啼きは手を握りつめ、身を曲するが其貌《かたち》なり。乳に飲みかゝれば必啼者あり、此れは重舌口瘡に係る。又丹毒瘡發せんと欲して啼《なく》者あり。刺や針の爲に啼く者あり。此等の症、それかと心付たらば、體中衣布帛綿《ミウチノキモノ》を丁寧に看視《ミアラタメ》すべし。又乳汁不足の爲めに哭する者は乳汁を潤澤にあてがへば卽止むものなり。又初生臍帯の落る前後、頻《しきり》に啼くは、臍痛むなり。又親狎《ムマアヒ》の人、愛玩《モノアソビ》の物など一時見へざれば心不悅して哭するを方書に拗哭と謂ふ。又外には何の病形も見へずして、かりそめにも啼哭して不止者あり。是れ必癇兒なり。其外症《ヤウス》無きを以て父母念《シンパイ》と爲さず、だゝけ、おゝちやく、など言て其所畏《コハガル》の事物を以て之を止め、或は艾火《ヤイト》を以て之に迫るは却て兒をして病を生ぜしむるなり。父母たる者心得べき事なり。但初生月内、疾病なくして喜く啼く者あり。此れは胎熱胎毒、啼きに隨て散じ去る。必啼を止めんとすべからず。張子和の論に、俗《ぞく》諺《げん》を引て、兒ノ哭ハ卽チ兒ノ歌、哭かざれば僂儸《ロウラ》セズと云ふ。おもしろき言也。又方書に兒哭の目あり、兒胎中に在て啼と云。怪しき事ながら、余が友とする所一醫生の談に、嘗て一婦人あり妊孕八九月腹中呱々として聲を作す。是れ所謂兒哭の症なるべしとて、黃連一味濃煎汁を用ひしに、卽ち止むと云。兒哭に黃連を用る事は諸方書に見ゆ。

○客忤とは、客氣ガ生氣ニ觸レテ忤《さか》ブの義。客氣は見馴れぬ人、常ならぬ物を指し云。蓋し嬰兒は骨氣未ダ堅ナラズ精神未ダ備ハラズ、ゆへに此等の類触れ忤ぶ時は夜多く驚悸し、睡臥中驚惕啼哭、甚しきは面色變じ腹痛み、口に青白黄沫を出し、喘急、反引、恰《あたか》も驚癇の如し。唯目上竄せざるのみ。中悪と謂も客忤の類にして、悪毒之氣に中るなり。譬へば老樞腐屍、淫祠、古樹、冷廟、枯井、敗屋、陰溝など皆悪毒之氣あり。小兒之に触る寸は忽然として倒れ、四支厥逆、兩手握拳、上氣喘急等の症起る。畢竟客忤の劇症なり。

巻之四に入ります。まずは夜啼客忤門からであります。夜啼とは夜泣きのことでありまして、夜に啼くので夜泣きでありまして、昼なく者は驚啼あるいは単に啼呼と言いますが、治法に異なく且つ兒の啼哭で困るのは多く夜啼なので、啼呼の意味も込めて夜啼門にまとめてしまっております。またここには「癖」についての論説が書かれておりまして、夜啼の因は多く癇癖でありますが、疳癖の癖は、痃癖や癖嚢癖聚等のような「かたまり物」という意味ではなく、癖「くせ」という意味が込められているということであります。なるほど夜啼は夜啼くくせがついているという説は妙に的を射ている見方であります。客忤の字の意味は「客」つまりは目面《めづら》しい人や物に遭って「忤」、つまりは叫ぶことであります。ここには腹が減ったとか、何か着物にトゲがあったとか、そういう原因が無いにもかかわらず児が泣き止まない者に、ワッと驚かせたりお灸を据えたりして泣き止まそうとする親のことが書かれてあったり、また古井戸や廃屋のような、まるでそこからお化けが出てきそうな、そういう所で児が場處の瘴気に触れて客忤を起こすことなどが書かれてありまして、この時代の空気を感じることが出来、面白味のある文章になっております。是非一読してみて下さい。

甘連大黄湯　方具初生雜治門

○夜啼客忤、輕き者は此湯にても治するものなり。或は紫丸を間じへ服さしむべし。

これは単に初生兒の胎毒下しでありますが、二、三歳迄なら是を夜啼に使っても効果があります。甘連大黄は「乳児には先ず使うと良い」というくらいの処方であります。

釣藤飲　治夜啼

釣藤鈎　川芎　蟬蛻　甘艸　芍藥

右五味水煎服

○此れ治夜啼の神良方なり。往時《マヘド》塾徒の傳る所にして試驗既に久し。

釣藤飲は『壽世保元』や『證治準縄』、その他幼科の各方書に載る、いずれも夜啼に用る処方でありまして、構成生薬もそれぞれ少しずつ違いがあります。中には羚羊角や全蝎など高価なものが入っている物も多く見られます。ここに載る釣藤飲はそれらのどれとも構成が違っておりまして価も高くなく用い易い処方で、且つ「試験既に久し」でありますから、効果もある処方ということであります。

生地黄湯　千金巻之十一　治小兒寒熱進退啼呼腹痛方

○生地黄一錢　桂心七分

右二味以水一合煮取五勺

○小兒啼呼は腹痛に因る者多し。此湯即其治なり。方下に寒熱進退を言へども、此れは拘る所に非ず。一小兒生後三四日、啼叫不止。醫甘連大黄湯芍藥甘艸湯熊膽汁の類を用ゆれども、並に應ぜず。生地黄湯を作て之に與ふるに、一貼にして即止む。其効神の如し。然かし治は一途に軌《カタ》を取るべからず。同事に又同症の兒あり。即生地黄湯を與ふれども、此れは寸効なし。因て紫丸を服さしめしに立どころに瘥えたり。又一女孩《オンナノコ》啼呼腹痛、前師《センセイ》紫圓數十粒を與るに、其症却て前より甚し。余生地黄湯を作て與之、一貼にして安きを得たり。夫れ生地黄湯にて不止が紫丸にて治し、紫丸を服して反て劇しきが生地黄湯にて愈ることを得。盖し醫の方、功用あり、妙用あり。功用は法に於て出で、妙用は意に於て入る。明の王弇州文を論じて曰く、文は法に出でて意に入る、其れ精微之極は不法有意、無意は乃はち妙と爲るのみと。吾醫に於ても亦云べし。

○芍藥甘艸湯　幼々集成巻之四　此方無論寒熱虚實一切腹痛服之神効　白芍藥一根重三戔　粉甘艸一根重三戔　右二味要整的用紙七重包之、木濕慢火煨熟、取起杵爛煎湯服寒月略加肉桂數分更妙○芍藥甘艸湯は原と腹痛の藥に非ず。然るに今醫小兒腹痛に遭へば必此湯を用ゆ。近ごろ陳氏集成を讀に已に其例あり。因て錄之

生地黄湯は地黄桂皮二味の湯でありまして、腹痛して啼く兒に対して用いる方でありま

す。ここには生地黄と書いてありますが、常の乾地黄で良いそうであります。この当時、兒の腹痛には芍薬甘草湯を用いるのが一般的でありましたので、その根拠となる『幼々集成』を抜萃して載せてくれております。生兒は泣いていても話すことが出来ないので、それが腹痛に由るものであるかどうかは分かりにくいものであります。なので「腹痛の啼きは手を握りつめ、身を曲するが其の形なり」と此門の一番最初の文に書いてあります。腹痛の兒であるかどうかは、拳を握り詰めて、身をかがめ、時々反張するのが特徴であります。それで腹痛と決したらば芍薬甘草湯や生地黄湯、または紫丸にて治療を致します。

甘麦大棗湯

○銅駝坊井筒屋小兵衛小郎、晝夜啼哭不止。甘連紫丸芍藥甘艸等寸も効なし。試に甘麦大棗湯を與へしに、一兩日にして止めり。自後此れを用て兒の啼哭を治する事甚多し。此れ本娠人臓躁悲傷を療するの方なり。然るに嬰兒に利ある事又此の如し。凡そ藥に老少男婦の別はなきものなり。方書に標して婦人と云ひ、小兒と稱すとも、必ず拘執する事莫れ。

ここからは癇癖による啼泣の方剤になります。甘麦大棗湯は小麦・甘草・大棗の三味からなる方剤であります。有持先生は小麦の代わりに麦芽を使用しておりました。この当時の麦芽は飴屋に行けば新しい物が何時でも購入できました。ここにも書いてある通り、小児の啼泣には先ず胎毒を治す甘連大黄湯を与えますが、それでも啼泣が治まらない時には癇症として治療いたします。癇症の治療には甘麦大棗湯や柴胡剤を与えます。その中でも甘麦大棗湯証の兒は涙を流して泣くのが特徴でありまして、涙も無しに唯大声で泣く者は腹痛があるとか、または柴胡剤の方が適当なことが多いと思います。

柴胡龍骨牡蠣湯　以上二方具後癇門　胸滿煩驚者

○客忤、胸滿動氣甚しき者に良し。伏水近江屋七郎兵衛兒、制搐を病む事一年所加るに種々の症候ありて羸困已に甚し。醫を更る事數人皆難治を告ぐ。余も亦請《もとめ》に應じ診之、胸滿して動氣甚し。余惟《おも》へらく、此子の病元と客忤より来る。雖然形氣已に脱す。治すとも及ぶべからずと謂て固く辞す。其父母曰、必死は分とする所なり。但坐視《ミテイル》に忍ず。願くは藥を賜ひ父母の懐《うれ》ひを慰《い》せば幸甚と。因て柴胡龍骨牡蠣湯に針砂を加へ、以て其責を塞ぐ。服する事七八日、動氣稍靜に胸中安きに似たり。

此を以て前方を連進する事五六十日、諸症漸《ようや》くに去て平復を得たり。

驚癇の多くは柴胡の証であることが多くありまして、場合に応じて大小柴胡湯、柴胡加竜骨牡蠣湯、抑肝散、などを使い分けるのでありますが、この門では柴胡加竜骨牡蠣湯と次の千金竜胆湯のみが挙げられております。まずは柴胡加竜骨牡蠣湯でありますが、動悸が目立つ者にはさらに鍼砂を加えて使うことをよくしておりました。ここに出てくる伏見近江屋の倅に使用した柴胡加竜骨牡蠣湯もまさに此の鍼砂が入った物であります。

柴胡剤を使う目標となる「胸脇苦満」は小児では「胸肋妨脹」という形で顕われることが往々にしてありまして、顕著なものではまるで胸骨の内側に風船でもあるのではないかと思うほど膨らんで見えるものもあります。近江屋の倅の場合も此れでありまして、胸満して動悸も甚だしい状態でありました。しかももう既に憔悴しきった状態になっておりましたので、柴胡加竜骨牡蠣湯のような薬力の強い薬には耐えられない身体ではないかと思い、一度治療を辞退したと書かれております。それでも余りにも一生懸命頼むので、柴胡加竜骨牡蠣湯加針砂で治療をしたところ治ったということであります。

龍膽湯　方具急驚門　凡中客忤之爲病類皆吐下青黄白色水穀解離腹痛夭糺面色變易其候似癇但眼不上挿其脉急數者是也宜與龍膽湯下之　千金巻之十

○客忤の症にして胸脇妨拄する者は柴胡諸湯に宜し。雖然《しかれども》方々各長ずる所あり。もし驚惕不安して動氣盛なる者は柴胡龍蠣に宜しく、手足掣抽は龍膽湯に宜しきの類、能く其方證を考へて消息すべし。

竜胆湯は『千金』の方剤でありまして、小児の吐哯して搐する所に使用する方剤として巻之三に既に出て来ております。ここに『千金』の文章が書いてありますので読んでみます。

「凡そ中客忤の病類たるは皆な青黄白色を吐下し水穀解離し腹痛し夭叫して面色變易す。其候癇に似る、但し眼は上せず其の脉急數を挿む者、是れ也。宜しく龍膽湯を與へて之を下せ」

と書いてあります。つまりは驚いて吐いて腹を痛がり顔色が悪いわけであります。症候は癇に似て手足の震えはありますが、本物の癲癇と違い目は上竄しておりません。脈は驚いているので急数です。こういう小児は客忤なので竜胆湯を使えということであります。柴胡加竜骨牡蠣湯との違いは、柴胡加竜骨牡蠣湯は動悸を目標にして用い、竜胆湯は手足掣

抽を目標にして用います。竜胆湯の場は東郭ならば抑肝散を用いるところでありますので、
これを参考に上手く処方を使い分けてください。

還魂湯　救客忤死

麻黄三兩　杏仁七十個　甘艸一兩

右三味以水八升煮取三升去渣分令咽之治諸感忤

〇千金方云、主卒忤鬼擊飛尸、諸奄忽氣絶、無復覺、或已無脉、口噤拗不開。清錢青輪丹方彙編云、人爲鬼附昏迷笑哭、或作鬼語、急將兩手大指、縛作一排、用艾圓嵌中間、爪中盡頭連肉處、灸七壮或十七壮、鬼卽去、若猶昏沈者、用麻黄三兩杏仁七十粒甘艸一兩水二碗煎半灌之愈後仍服參芪等補正之藥。以上緒論參観して以て用を弘むべし。此方三因方に追魂湯と名づけ幼々集成に返魂湯と名づく。

還魂湯は「救客忤死」と書いてある通り、客忤死、いわばビックリし過ぎて呼吸が止まってしまった状態の者に用いる方剤であります。麻黄杏仁甘草の三味の方でありまして、処方自体は何のことも無いような処方でありますが、有持桂里自身の経験で此れで死者と思

われるような、無脈の者でも助かることがあったことが、もう少し先の慢驚風の所を読むと書かれていますのでここでは漢文が幾つか書かれておりますのでこれを読み下してみましょう。

「千金方に云ふ、卒忤、鬼撃、飛尸、諸々奄忽《たちまち》に氣絶し、復び覺めること無く、或いは已に脉無く、口噤し拗《なかなかに》として開かざるものを主どる。

清錢青輪丹方彙編に云ふ、人の鬼附きたるは、昏迷笑哭、或いは鬼語を作す、急に將に兩手大指をして、縛り一排と作し、艾を用ひた圓を中間の爪中の盡きる頭の肉に連なる處に嵌め、灸七壯或いは十七壯すれば、鬼卽ち去る、若し猶ほ昏沈する者は、麻黄三兩杏仁七十粒甘艸一兩を用ひ水二碗を半に煎じ之を灌げば愈ゆ。後に仍はち參芪等の補正之藥を服す。」

と書いてありまして、卒忤、もしくは鬼撃、飛尸で死んだような状態になっている者に使うことが先ず書かれてあります。卒忤は客忤のことであり、飛尸は伝染病などの流行病のことでありますが、鬼撃とは何かというと次の文に書いてありまして、それにも此の還魂湯を行くのだそうであります。口噤して口が開かない者に薬を呑ませるのに、昔は歯を折って薬汁を流しこんだりしていたようでありますが、この時代になると片倉鶴陵の作った曲頭管という物が広く使われるようになっておりまして、それを使って鼻から薬汁を流し込んでいました。

走馬湯　方具後痧門　治中悪腹脹大便不通

三物備急丸　治中悪客忤心腹腸満卒痛如錐刺氣急口噤停尸卒死者

○李梃云、人卒得病欲死者、皆感毒厲邪陰不正之氣而然、三物相須、能蕩邪安正、或吐或下、使穢氣上下分消、誠足備一時急需也　金匱玉函要略輯義

食厥といって一度に物を食べ過ぎて急に腹痛して倒れるということがありまして、特に小児では元来食い意地が張っていたり、食べたことも無いような美味しい菓子に出会ったりしたりして過食し、須臾に腹痛して死ぬということは昔にはよくあったことであります。また心腹脹満は客忤にもある症状でありまして、物事に驚き過ぎると腹痛しそのまま腹脹して倒れるということもあるものであります。是等は痞癖に属するものでありますが、急がないと霍乱になって死んでしまいますので、この当時の医者は薬篭中に必ず備急丸のような巴豆の丸薬を常備しておりました。また備急丸や紫丸を備えていないときは巴豆杏仁

二味の湯薬である走馬湯を急いで作って与えなくてはいけません。巴豆も備えていないという時は大承気湯を使用いたします。

備急丸は巴豆・乾姜・大黄三味の丸薬であります。解説に『金匱玉函要略』から引用した文が載せてありますので其れを読んでこの条を終わりに致します。

「李梃云ふ、人卒に病を得て死せんと欲するは、皆な毒厲邪陰不正之氣に感じ然り而して、三物相須《そうす》、能く蕩邪《とうじゃ》し正を安んず、或は吐し或は下し、穢氣を上下分消せしむ、誠に一時急需の備へに足るべし。」

雄黄解毒丸　陳飛霞曰中毒氣死者用返魂湯中毒物死者用雄黄解毒丸

○陳氏此説拘るべきに非ざれども錄して以て一考に備ふ。

子供は能く腹痛を訴えるものでありまして、ここの主治には「毒気に中った者には還魂湯、毒物に中った者には雄黄解毒丸」と書かれてあります。雄黄解毒丸は今の抗生剤と同じ使い方であります。

馬脾風

○小児忽然トシテ大ニ喘スル者、名づけて馬脾風と。馬脾とは如何なる義を以て名づけしや方書に説も有れども、元と是れ俗名なれば、深く穿鑿《せんさく》にも及ばぬ事なり。醫を爲す者、唯其症と因とを考へて、ゆだんなく従事すべし。此病胸高く肩聳《けんしょう》へ汗出て油に似髪潤て撫づるが如きに至ては玉札丹砂《タツトキクスリ》も不可救なり。

小児喘息のことを昔は馬脾風といいました。ここでは先ず馬脾の字義について説明しようとしております。しかし馬脾の字義は深く詮索する必要はないということで終わってしまっております。馬脾風については浅田宗伯の『馬脾㞦篇』という著書がありまして、どうも浅田宗伯の娘が馬脾風で亡くなっているようであり、それで馬脾風に対する詳しい書物が必用だということで此を書かれたようであります。なので馬脾風についてはかなり詳しく書かれております。此書によると森立之は馬脾風とは慢脾風に対する名義であり、馬は急卒の義であり、脾風とは原昌克によれば『聖恵方』の小児咳嗽門鉛霜散の条文に書いてあり、「脾風は多涎心胸壅悶不下乳食昏々多睡」可参考とありまして、つまりは脾風の心胸の痰喘壅塞が著しい症を馬脾風というのだそうであります。馬脾風はすぐに発作を治さなければ死に至ることもある病でありますから油断は出来ません。有持先生は特に髪の毛が汗でぺったりとなる症を畏れておりまして、このことについて事あるごとに書かれております。こうなると玉札丹砂、つまりはどんな高価な薬であっても救うことは出来ないと言っております。ちなみに玉札丹砂は韓愈の『進学解』という書物に出てくる言葉でありまして、引用しますと「玉札丹砂、赤箭青芝、牛溲馬勃、敗鼓之皮、倶収竝蓄、待用無遺者、醫師之良也」とあり、良い医者は、貴薬や並薬、牛溲馬勃《しょうべんくそ》、壊れた鼓の皮までも蓄え、いざという時の用に備えるのだということが書かれております。

小青龍加石膏湯　肺脹欬而上氣煩躁而喘脉浮者心下有水

○小青龍の症にして煩躁する者、石膏を加るに非ずんば不能制之。一味の加味にて其効、至捷至神なり。此症大人に在ては肺脹と稱し、嬰兒に在ては馬脾風と云。

麻黄杏仁甘艸石膏湯

○前方を服して稍安を得といへども、未全治《ヲサマリキラヌ》者は、麻杏甘石湯を與ふべし。此方

老幼に拘はらず、喘哮を治するの良劑なり。後世細茶を加へて五虎湯と名づけ、曰
治寒邪入肺而作令齁

越婢加半夏湯
○越婢加半夏湯の説、後の喘哮門に詳なり。參閲して可用之。案ずるに馬脾の病初め外邪より來るといへども、皆是れ素有《モチマヘノ》の内毒激發して然ることを致すなり。畢竟痰は標にして、毒本たり。以上三方皆其の標を治するの劑なり。必ず攻毒の丸散を副用すべし。近代傷寒論學、宇内に行はれしより世の醫を爲す者、唯隨證と云を以て口實とし、病に標本あるを知らず。蓋し傷寒は標を逐を妙と爲し、雜病は其本に由らずんば根治する事能はず。吾徒之を解せよ。

有持桂里の馬脾風治方の基本は「馬脾之疾は氣急悶乱、速かに之を治せざれば立ちまち危篤を致す。其の起は強いて言はば胎毒これが根基を爲す。云々、古人云、急に則ち其の標を治せ、宜しく麻黄杏仁甘草石膏湯を與へ或は紫圓を併施」であります。ここに挙げられた小青竜加石膏湯、麻杏甘石湯、越婢加半夏湯は喘急に対する標治の方剤であります。

証に随ってこれらを使いながら、胎毒は胎毒で別に丸薬等を使って段々に除いてゆくのが馬脾風治療の基本であります。ここに挙げるような傷寒金匱の方ばかりでは馬脾風は根治できません。

さて、小青竜加石膏湯、麻杏甘石湯、越婢加半夏湯の使い分けでありますが、小青竜加石膏湯は「咳して上気煩躁」するところ、つまりは肺脹に対して一番初めに使う方剤であります。石膏の入らない常の小青竜湯は咳の聖薬のように扱われ、おそらく小児喘息に最も多用されていると思いますが、馬脾風には「上気煩躁」の症があり、そこには石膏が入らなければなりませんので、馬脾風門には小青竜湯は書かれておりません。小青竜加石膏湯で微汗を取った後、喘哮が治まりきらない者、つまりは『傷寒論』に所謂「発汗後、汗而喘無大熱者」には麻杏甘石湯、または後世家ならば五虎湯を与えます。更に日を経て喘哮治まるに似るも時に發喘して上気するものは肺脹未だ治まりきらぬ者であります。脈浮大にして喘し目脱状の者には越婢加半夏湯を与えます。目脱状とは『金匱心典』によれば「目睛脹突、如欲脱落之状」のことであります。この三剤は何れも陽症に用いる処方であり陰症にはゆきません。全て標治のための処方であることを頭に入れておいてください。

千金陥胸湯
　○麻黄石膏不應者、此湯を用て心胸の毒を陥下すべし。

　さて、喘哮には先程の三剤とは違って不可用桂枝麻黄の者がおりまして、その場合は古方家ならば小陥胸湯を用いて心胸の胎毒瘀血を散らす治療の仕方を致します。千金陥胸湯は瓜蔞実黄連大黄甘草四味からなる処方で、小陥胸湯よりは効果が速やかであります。

眞良湯　治芽兒喘急白散紫丸所不能救方
　茶實　南星　薄荷
　右三味以水一合煮取五勺
　○豚兒豹之介、嘗て哯乳を患て不止。後喘鳴迫促、其勢危に垂《なんなん》とす。巴豆甘逐も石を水に投ずるが如くにありしが、此湯を用ひて立どころに効を得たり。眞に至良方なり。此れより名づけて眞良湯と云。

　この処方は阿州の一医者から伝わった処方だそうでありまして、豹之介とはおそらく息子の玄瑞が赤ん坊の時の名で、その頃脾風を煩った時の話が書いてあります。有持桂里は芽兒の喘急で右の処方を用いても無効と思われる者には此の真良湯を用いておりました。

金龍丸

第三橋東伊勢屋源助小郎、馬脾風を病む其症頗る劇し。麻杏甘石越婢加半夏、其他丸散錯へ與ふ。皆効無きに非ず。然れども十全を収る事能はず。最後に此丸を與ふ。二三日にして康復す。我家小豚《コセガレ》生れて三四歳に至るまで、時々痰潮膈壅を苦む。諸藥無効。此丸を服して愈へ、今已に十歳を踰《こゆ》れども前患絶へて起らず。夫れ麻黄石膏は喘を治するの聖藥といへども、病根を抜き去る事は此丸に非ざれば能はず。もし此丸にても猶効なき時は、吾門又禁秘の一方あり。其人を待て傳ふべし。

金龍丸はモグラ黒焼の入る、胎毒を抜くための処方であります。胎毒を治療する丸薬で最も多く使われていたのは紫丸でありますが、其他雙紫圓や硝黄丸、備急丸なども胎毒の治療に用られます。この中では金龍丸が最も効果があると思われます。ここにもまた有持桂里の息子の話が出てまいりますが、これは玄瑞ではなく二番目の息子のことでしょう。

これを見ると有持桂里は七十余歳にして十余歳の倅が居たことが分かります。

それはさておき、馬脾風はこのように毒を逐う丸薬をゆるりと飲ませて根治に導くことが必要であります。ここに書いてある「吾門禁秘の一方」とある丸薬は、恐らくは『万病回春』の紫金丹あるいは其の類方ではないかと思われます。今の世では巴豆や鼴鼠は使いにくいので、私はそれらが入らない自家製の丸薬を用いております。何か機会があればそれについての話もしたいと思います。

驚風門

急慢驚

○小兒ノ驚ト爲シ瘈ト爲ス者、後代ノ兒醫總ジテ驚風ト名ヅク。獨り明の喩嘉言、博學雄辯を以て痛く驚風の名義を打破し、指して痙病と爲す。清の陳復正も亦書數十萬言を著して喩氏の所未盡を申《そ》へ明にし、遂に驚風二字を屛除し、新に非搐、類搐、誤搐の三つを立つ。其説詳にして且つ悉せり。余症に臨むこと二十餘年、專門に非ずといへども此病を療する事年に數十人を下らず。其由る所を熟視《ツラくミル》するに皆邪熱に感冒するの致す所なり。間々宿食を挾み、或は毒癖激發の者もあれども、其初め熱邪より來らざる者なし。然れば實に驚と名づけ難く、痙も亦穩安ならず、已《や》むごと無くんば搐乎。雖然《しかれども》、余之を觀に驚は必しも驚嚇の義に非ず。其目反し手搐、形狀驚と稱すべきを以て斯く名づけたるなるべし。仲景煩驚の語など以て考證す可し。又風の字、諸病名に連續する者多く類例あり。況んや此症熱邪より来る所の病なれば、中らずと雖も遠からず。すでに千金に此病を中風と稱してもあり。然れば病名は旧を存し、唯其脉症を審にし、陰陽を謬《あや》まらざらん事、是れ務むべし。善哉《ヨイカナ》、冠氏驚風の論に云、療傷寒陰陽二症之説能暁此理可謂通變と。喩陳二子、識見卓越といへども、我は冠氏に取る所あり。

○驚風急なる者を肝に配し、慢なる者を脾に當て、更に慢脾の一名を立て、三道と爲す事、是れ後代幼科諸師の通説なり。吾門專ら肝脾を論ぜず唯審脉症辨陰陽爲主。假《たと》令《え》ば發熱手足抽搐拳握口噤上竄直視脉浮數なる者は、是れ發於陽者にして熱とし實とす。此れを急驚と呼ぶ。神色昏慢微々掣抽昏睡露睛脉沈細なるは、是れ仲景所謂《いわゆる》但欲寢の状態、是陰症にして寒とし虚とす。此れを慢驚と呼ぶ。慢脾風は卽慢驚の敗症のみ。聶久吾曰、慢脾風者卽慢驚失治而甚者其實難大分別、知言哉。

驚風門に入ります。驚風は短く言いますと小児における「欠神」の病でありまして、つまりは「意識を失う」病のことであります。そのことを驚風と呼びますが、それは別に驚いてそうなるばかりではないので、喩嘉言や陳復正は「痙病」と言ったり「搐」と言ったりして字義を正そうと試みたことが書いてあります。有持桂里に言わせれば驚風は『千金』にも載せてあるほど昔から呼ばれている名なので別な名前を敢えて付けなくともよいことであり、そこは問題にしなくてよいところであります。

欠神する病である驚風には、急驚と慢驚の区別がありまして、急驚は急に倒れ、その時発熱、手足が劇しく動いて痙攣し、拳を握りつめ、歯を食いしばり、上ら目《そ》になるものであり、一方慢驚は日頃いつもボーッとして眠いようであり、ぴくぴくと小刻みに痙攣し、昏睡し、目が開いたままであるような症状が特徴であります。驚風は急驚と慢驚で治療方針が異なるので一概に驚風とせず、急驚風と慢驚風と二道に分ける必要があります。「慢脾風」という慢驚よりもさらに陰位のものの名義もありますが、それは聶久吾が『幼科心法』に「慢脾風は即慢驚の治を失して甚だしき者、大いに分別し難く亦た別に治方を立てるは不必」と言っている通り、慢驚風の治方をすればよいので「驚風」は「急驚」と「慢驚」の二つに分別すればよいわけであります。冠平の書いた『全幼心鑑』という著書は大著でありまして、読むのに大変な労力を要する著書であります。その中の驚風門もかなりな詳しい内容が書かれておりますが、畢竟急驚は陽症であり、慢驚は陰症として見たてて治療することが書かれてあります。有持先生が引用した第十巻の文章を載せますと、「急慢驚風の候は意を失すこと之を言う。急驚は乃ち陽癇、慢驚は乃ち陰癇。正に恐らくは陽を治して陰と作し、陰を治して陽に反《かえ》せんこと、豈に一薬を以て両證を全うせんや。又云く陰陽二證の傷寒を治するの説、能く此の理を暁《あきら》めば通変すと謂う可し」と書かれてありますが、『全幼心鑑』に載る驚風の処方は皆傷寒金匱とは別に立ててあります。この驚風を傷寒金匱の処方で治すということは、実は日本独自に発展したことであります。つまりは驚風を傷寒に当てて、急驚は三陽、慢驚は三陰の位に当てはめ、『傷寒論』の処方を以て治療するということでありますが、それが始まったのは山脇東洋以降のことだそうであります。有持桂里も驚風を患う患者を今迄沢山見たけれども皆熱邪によるものであると言っておりますので、『傷寒論』に就いた処方はある意味的を得ているわけであります。

以上のことを踏まえてこれから出てくる処方を見てゆきましょう。

熊膽汁

○急にとりつめ直視煩悶する者、先づ此れを灌ぎ入るべし。又慢驚と成りても理中湯四逆湯などに加入し、或は獨參湯に和して熊參湯と名け用ゆる事も有り。皆是捷効あり。宋劉跂暇日記に云、錢乙言熊膽奇藥家有小兒不可無之

熊膽はいわゆる「熊の胆《くまのい》」のことであります。熊膽は山脇東洋がなにかとよく用いたことで有名であります。熊膽はそれ自体に治疳の効能がありまして、『本草綱目』に錢乙云

として、「熊膽の佳い者は通明で、殊に米粒大の熊膽を水中に落とすと飛ぶように運転するものが良い」と書かれております。このような熊膽を急驚の発作が起ころうかという者に用いれば、意識がハッキリとするわけであります。また慢驚の者に対して理中湯や通脈四逆湯、または獨参湯に熊膽を加えた熊参湯を、章門に灸などを据えながらゆるりと飲ませて治すという使い方も致します。熊膽は急慢驚風倶に用られるので、ここに書かれているように「銭乙言う、熊膽は小兒有る家に之れ無かる可からずの奇藥」というのも頷けます。ちなみにこの文は暇日記の「熊膽佳者云々」の前に書かれている文であります。

蔘連湯

人蔘　黄連各五分

右二味以麻沸湯一合漬之須臾絞去渣温服

○急驚直視煩悶の者、先此湯を與へ後對症の藥を用ゆ。もし牙關緊急せば新汲水を以て面部に吹かけ、或は藥を鼻中に畜し、而して此れを與ふべし。案ずるに、此湯漢人唯噤口痢にのみ用ゆ。愽《ひろ》く施して急を濟ふは本朝の試驗なり。

参連湯は小児の胎毒疾患に対して一般に先ず使用するというような方剤でありまして、江戸時代の日本では驚風発作の小児には参連湯を先ず呑ませるのは当たり前のことでありました。驚風発作時には意識がなく、口を閉じている者も居りますので、そういう場合は、冷たい水を児の顔に弾き飛ばし、ハッと気が付いて口を開けたときに参連湯を飲ませるのだそうであります。また、水を弾いても口を開けない者には通関散を鼻に吹いて口を開けさせる方法をとったりもしておりました。そうして口を開けたらば、すかさず参連湯を流しこむわけであります。そうして欠神を治しておいて、あとで証を見つめて随症の方にて治療するわけです。先程出てきた熊参湯は参連湯で醒めない場合にも使用いたします。

還魂湯　方具後卒死門

○此方、起死回生の神劑にして、還魂の名、誠に愧《はじ》ざるなり。小兒搐を作して死し、二日三日も醒ざる者間々之を起こすこと有り。一芽兒嘗て此症を病む。醫人來集して驚藥數方を投じ、且鍼且灸殆んど治を盡せども一も効を見ず。病勢已に極る。皆曰不治。余諸師に後れて至る。其脉初め診すれば沈絶といへども暫く對すれば、時に見《あら》はれて生機髣髴たり。因て病家に向て謂へらく、此子の病、形勢已に危しといへども愚を以て之を観るに全く熱邪鬱閉の極。一たび發洩を得ば庶幾《こいねがは》くは春を回すべしと。卽還魂湯を作て與之、其母をして抱て被覆せしむ。須臾《シバラク》に汗出でて卽醒む。蓋し還魂湯、原と發汗の説なし。今此を用て被覆せしむるは、予が胸臆に出づ。先《セン》覺者《パイノシユウ》夫《そ》れ之《これ》を何とか謂はん。余常に兒發熱昏沈に値へば務めて其汗を發す。十に一を誤らず。此症遽《あわ》て丶金石脳麝を用る寸は、唯醒めざるのみならず、邪をして深く内に入らしめ、禍反掌の間に在り。喩嘉言曰、兒病發熱昏沈務擇傷寒名家循經救療百不失一と、確言なり。陳飛霞曰、嘗觀夏初明治小兒作搐而死以至三五日不醒者悉用天保採微湯投之而愈其湯乃敗毒散不換金正氣散升麻葛根湯三方合湊者也と。方劑は冗雜厭ふ可し。工案は大に流俗に超ゆ。平安の土俗、小兒夏月に發搐するを中暑と稱す。之を視るに或は宿食を挾み或は癖氣の奔騰するも有れども、其初は皆熱邪より來る。蓋し此症四時倶に有る所なり。然れども暑月に最多きを以て中暑となづくるなるべし。俗名ながら大に理あり。

驚風の発作で意識消失して死んだようになり、参連熊膽汁も無効二日も三日も醒めない者には、先ずは表解の治療を致します。これは本邦得意の傷寒金匱にべったりと着いた驚風治療によるものであります。急に発搐して倒れるものは急驚でありますから虚実でいえば実に属しますので、麻黄や葛根のゆくところであります。還魂湯は麻黄杏仁甘草の三味からなる処方でありまして、急驚風で麻黄がゆくところには還魂湯を用います。通常の麻黄湯のゆくところは「脈浮緊」であり、脈が明らかに実している所でありますが、急驚の還魂湯がゆくところは、「頓死して居ると云ほどの体にて手足も厥冷して脈も殆ど絶してあり、雖然これを見るに陽候あり」という症状であります。顔色蒼白四肢厥冷して一見陰症のようでありますが、時に赤くまた唇も結び手を握り詰めるなど陽の徴候が現れる場合には熱厥とみて還魂湯を投じます。ここで汗を発するために被覆しておりますが、これは仲景太陽病治療の桂枝湯発汗の法に倣った手法であります。

ここに漢文が二首挙げてありますので読み下しを付けておきます。

喩嘉言曰く、兒發熱昏沈を病まば務て傷寒名家を擇び經に循《したがっ》て救療せば百に一を失せず。陳飛霞曰く、嘗て夏初明に小兒搐を作して死し以って三五日に至ても醒ざる者を治することを観るに、悉く天保採微湯を用ゆ、之を投じて愈ゆ、其湯は乃はち敗毒散不換金正氣散升麻葛根湯三方合湊する者也と。

特に驚風は夏時に起こることが多く、この頃の言い方で、小児の卒厥のことを中暑とか直中とかいう言い方がありましたが、それは熱厥なのだということでそれには還魂湯は大に理があるということであります。

葛根湯　方具後肩背痛門　太陽病無汗而小便少氣上衝胸口噤不得語欲作剛痓

○小兒發熱手足抽搐上竄直視する者、急に葛根湯を與へて發すべし。汗を得れば卽醒む。是れ仲景氏救痓の法に倣ふ。其効大に敗毒散升麻葛根湯に勝れり。

葛根湯も先の還魂湯と同様の目的で使用いたしますが、葛根湯のゆく急驚卒倒は、手足掣抽搐溺するところでありまして、還魂湯のゆく場の殆死状ではありません。この主治は『金匱要略』の一文を抜き出して書かれております。また前の『幼々集成』に出る中暑の処方である敗毒散不換金や升麻葛根湯の合方より、葛根湯の方が勝れりと書いてありますが、それは卒厥して須ぐに参連熊膽を飲ませる習慣があったからであります。それで心下を捌いておいて、その後に葛根湯をゆけば、確かに此様な冗雑な処方は必要ないと思われます。それに対して還魂湯は参連をゆく時間がないような危急の場に用いられる処方であります。

新續命湯　治小兒發搐壯熱無汗煩躁者

麻黄二分　甘艸一分　桂枝二分　石膏一錢　羚羊角二分　葛根三分　芍藥二分

右七味以水一合半煮取一合温服

○前証不汗出して熱益熾《さかん》になり煩躁脉洪數なる者、此方を與ふべし。一劑を終へずして熱折《く》じけ搐定まる。功効敏捷。

この新續命湯は、出所がはっきり分かりませんが、発搐して参連湯や葛根湯まで用いても汗が出ず、熱候がますます盛んになる者に用いるのだそうであります。羚羊角は筋脈を疎通させる力が強いので薬力が行き届いて一剤を終えずして効果が出るわけであります。非常に良い処方だと思います。

風引湯　方具後癇門　療少小驚癇瘈瘲日數十發醫所不療方

○瘈瘲日數十發は泛常《じんじょう》の藥の療すべきに非ず。故に之を治するに奇藥逸品を以てす。聖賢に非るよりは、誰が之を能《あた》えしや。然るに後人石藥過多となし、舍てて用ひざるは何ぞや。汪訒菴醫方集解曰、侯氏黒散風引湯喩氏雖深贊之。亦未知其果當以此治風而獲實驗乎、抑亦門外之揣摩云爾也。愚按ずるに喩氏の論、揣摩《しま》に出づる乎といへども、亦以て人を發するに足る。訒菴浮説成方を爚亂《やくらん》するに比すれば勝る事萬々。余嘗て明師に遇ひ傳受を得しより此を以て人を救こと甚多し。治験詳に後の癇門に載す。参考して方の神なるを知るべし。

風引湯は『金匱要略』の方でありますが、桂枝・甘草・乾姜・大黄の四種に、牡蛎、寒水石、滑石、赤石脂、白石脂、紫石英、龍骨、石膏の石薬八種の合計十二味から構成される処方であります。『金匱』には「小兒の驚癇日に數十發して醫の療せざる所を治す、除熱の方」と書いてありまして、参連を行き、葛根湯を用いて汗を発して一旦収まっても、日に数十発を発するようなしつこい瘈瘲に用いる事が書いてあります。そういう時にはこの風引湯が非常によく効くらしく、有持桂里は常に八種の石薬を粉にして混ぜたものを用意しておいて、使う時になったら四種の生薬を一緒に煮て使っていたそうであります。この処方は『金匱』の処方でありますが、どうも吉益ら古方の医者も使っていなかったようでありまして、このようなしつこい発搐であっても古方家ならば黄連石膏湯、後世派ならば抑肝散の類方で久しく押していたようであります。この処方は越前の奥村翁が使い始め、後にそれを田中信蔵が京都で有持桂里に教え、それから世に広まったという経緯があります。「この方用てみればけしからず良く効く方にて、他に易《か》ゆべき方なき也」というほどの制蓄作用が有り、三角了察も風引湯の効力には大変驚き喜んだそうであります。

本文の内容は難しいので少し解説を付けます。この本文は多紀元簡の『金匱玉函要略輯義』中の風引湯の解説に対する対話になっております。この中で元簡は「風引」の字義は「風癇掣引」のことであると述べ、多く中華医書はそれを理解していないことを述べて、汪氏の『醫方集解』の文を載せて締めくくっているわけであります。その『醫方集解』の説に対する有持桂里の考えが此処で述べられているのであります。まずは漢文を読み下します。

「汪訒菴が醫方集解に曰く、侯氏黒散や風引湯は喩氏深く之を賛すると雖も、亦た未だ其れ果たして此を以て風を治して實験を獲る當《べ》しや知らざらん、そもそも亦た門外の揣摩を云ふ辞也」という論であります。揣摩とは臆測のことであります。確かに『医門法律』を見れば風引湯は除熱癱となっておりますので、多紀元簡から見れば彼は風引の意味が分かっていないように感じられます。もしも風引の字義が分かっていれば「癱」ではなく「癲」になるはずであります。それに対して有持桂里は、確かに喩嘉言の論は臆測もあるかもしれないが「汪訒菴が浮説成方を爚亂《やくらん》するに比すれば勝る事萬々」と言ってむしろ喩氏が侯氏黒散や風引湯を引き合いに出したことについてそのことを称えている、そういう内容であります。

龍膽湯　千金巻十　治嬰孩四肢驚掣發熱吐哯客忤諸癇方
　龍膽　釣藤皮　柴胡　黄芩　桔梗　芍藥　茯苓　甘草各六銭　大黄一兩
　右九味以水一升煮取五合爲劑也服之如後節度云々
○龍膽湯主治千金方數條に散見す。其文後に詳略あり。參觀して擧用すべし。此方太田法印試驗、今各醫通用の方と爲る。原方有蟻蜋二枚。宋劉元寶の神功萬全方、魯伯嗣學の嬰童百問等に去て不用。今これに從ふ。世に行なはるゝ所の抑肝散、盖し此方より出づ。

柴胡龍骨牡蠣湯　方具後癇門　胸滿煩驚小便不利譫語一身盡重不可轉側者
○胸滿煩驚此方の主症なり。客忤門所載の治案と參觀して方意を盡すべし。

小児驚風で柴胡剤を使用するような證では、この千金龍膽湯と柴胡加竜骨牡蠣湯を使用する事が最も多いと思われます。龍膽湯は通常抑肝散を使用する場であります。龍膽湯と柴胡加龍骨牡蠣湯の違いは龍膽湯は發搐が主で柴胡加龍骨牡蠣湯は胸満煩驚が主であります。

大柴胡湯　心下急鬱々微煩

○小兒驚風吐乳の類に此方の症多きものなり。心下急鬱々微煩の七字、玩味して運用をすべし。驚の變じて痫と成る者などには、最至良の方劑なり。

浄府湯　方具後疳癖門

○此方哯乳門に辨あり。參閲すべし。以上四湯一類。皆是れ胸脇に係るの劑なれども各少異同あり。酌で用ゆべし。

急驚風の還魂湯や葛根湯などを使う危急の場を過ぎ、その後に膿血利などの証になることは、実はかなり多くありまして、その中で胸脇に係る場合には柴胡剤を用います。近頃学会などでは驚癇後の胸脇に係り腹満して時に膿血を下すような所には、四逆散や柴胡疎肝湯が流行しておりますが、それはまさに此の場に用いられる処方であります。柴胡疎肝湯は四逆散に血の道に係る川芎、血之気薬である香附子と胎毒血症の手当を兼ねて青皮が加えられた物が基本であります。今の世に此の場に四逆散加味を行くことを和田東郭が聞けば、さぞ悦ぶことと思われます。有持桂里はこの驚風後の膿血利には大柴胡湯と浄腑湯を用います。有持桂里もかつては此の場に四逆散を用いておりまして、『方輿輗』にも「驚風の変じて下痢になり熱利になり熱利下重をなす者あり、其とき四逆散を用てよきもの也」と書いてありますが、実際使用してみると四逆散は大柴胡湯に比べて熱を制する力が弱く、いまいち効き目がぬるいものであります。なので『校正方輿輗』では四逆散は載せられておりません。「心下急鬱々微煩」を吟味して用いよと書いてありますが、驚風後の膿血利では胸脇苦満がはっきりと認められない者も多く、そこに大柴胡湯を使う時は「心下急鬱々微煩」を目標にして用いるとうまく的中することがあります。

また、そのような症状で、既に心胸に痃癖が着いてしまっているような場合は、大柴胡湯で下しても胸脇苦満は取り除くことは出来ないものであります。和田ならばそれこそ四逆散加味で押していく處でありますが、有持桂里はそこには『萬病回春』の浄腑湯を使用いたします。浄腑湯は吐哯門に書いてありますが、柴胡茯苓猪苓山査澤瀉三陵黄芩白朮半夏人参黄連甘草の十二味からなる処方で冗雑な処方でありますが、心下胸脇の痃癖がひきつり痛みを作す者に対しては古方の単捷な方剤よりも具合が良く、使っていると次第に痃癖は解けてくるものであります。

銭氏白朮散　方具後泄瀉門　治小兒吐瀉將成慢驚者

○吐瀉慢候を見はすといへども未全離陽者、亟《すみやか》に白朮散を與ふべし。此れを服して不効者、烏附に移るが大法なれども、前哲これに於て精審の治案あり。左に錄して万一の時に備ふ。萬全幼科發揮曰、應補脾胃于將衰之先宜用白朮散補之補之不效宜用調元湯加建中湯急救否則慢風已成雖使仲陽復生不可爲也と。

調元湯　補脾胃扶元氣之聖方

黄芪蜜炙　人參各等分　炙甘艸減半

水煎服無時

幼科發揮卷之上ニ云、慢驚風、東垣用調元湯加白芍主之、此以黄芪人參補脾之虛、白芍藥甘艸以瀉肝之實誠千古不傳之秘法也、余加桂在内、乃黄芪建中湯、又巻之上二云、因病後或吐瀉、脾胃虚損、遍身冷、口鼻亦冷、手足時瘈瘲、昏睡露睛、此無陽也、宜待未發而治之、調元湯合小建中湯主之、如見上証、雖有神丹、不可治也

ここからは慢驚風の処方になります。慢驚風は急驚風とは違って、食いしばりや剛痙はなく、目がうつろで、痙攣もピクピクと小刻みな動きのものであります。慢驚風の証は烏頭や附子の入る四逆湯の証でありますが、驚風とは関係無しに通常小児は吐いたり下したりすることが非常に多くありまして、その吐瀉後に、脱力してしまい、もしや慢驚風に成るのでは無いかという時には、速やかに銭氏白朮散や黄耆建中湯を用いれば良いわけでありますつまりは太陰病のうちに早く太陰の手当をすれば少陰の位に落ちてゆかないで済むわけで、これは当たり前のことであります。小児の太陰病の治療は銭氏白朮散と建中湯があれば大抵済んでしまうというくらいの者でありますが、この二湯を使う根拠を『幼科発揮』を引用して書いてくれておりますので、これを読んでみましょう。

萬全が幼科發揮に曰く、脾胃の將に衰へる先に補に應ずるは白朮散を用ひて之を補するに宜し、之を補て效あらずんば調元湯加建中湯を用ひて急いで救ふが宜し、否《しか》らずんば則

はち慢風と成り、仲陽復生しむると雖も為すこと可《あた》はざる也

幼科發揮巻之上一に云ふ、慢驚風に、東垣は調元湯加白芍を用ひ之を主とす、此れ黄芪人參を以て脾之虚を補ひ、白芍藥甘艸を以て肝之實を瀉す、誠に千古不傳之秘法也、余桂を加へ内れて在り、乃はち黄芪建中湯たり。又た巻之上二に云ふ、病後或は吐瀉に因り、脾胃虚損し、遍身冷へ、口鼻も亦た冷へ、手足時に瘈瘲し、昏睡露睛す、此れ陽無き也、未だ發せざるを待たず之を治すに宜し、調元湯合小建中湯これを主どる、もし上証見《あら》はさば、神丹有ると雖も、不可治也。

と書いてありまして、今の世でも太陰病の腹痛吐瀉の後に慢驚になり、学校に行けず既に抗鬱薬を飲まされている状態になってから治を求めて来院する小児が多く見られますので、小児の吐瀉には心を砕いて治療に当たってほしいと切に願います。

眞武湯　太陽病發汗汗出不解其人仍發熱心下悸頭眩身瞤動振々欲擗地者

○陰症に眞武を用るは人皆韻《そらん》ずる所なり。此條の如き外猶陽なるに、亟《すみやか》に此劑を投ず。是れ仲景氏逐機の妙なる所なり。驚風にも間々此症有り。幼科能く此理を暁《あきらめ》て此等の方を活用せば、錢氏の書欸《かけ》たりというとも何ぞ憾《うら》みん。

ここに挙げてある真武湯の主治は、『傷寒論』太陽病編にあるものでありまして、「太陽病發汗するものの、汗出て解せず、其人仍ほ發熱心下悸し、頭眩身瞤動し振々として地に僻《たお》れんと欲す者」は真武湯が主ると書いてあります。神経質な小児や驚風の治療中にもこの症状が現れることは間々ありまして、脈も浮緊で皮膚も汗で湿っており、心下に水気もあり、一見小青龍湯證や半夏瀉心湯證と思われるような、嫌らしい脉症を呈します。この汗は太陽中風の汗と違って所謂「冷や汗」のようなもので、よく脈をみれば締まりが強く、尺脈に虚候も見られまして、外猶陽証があるかとも思われますが腎虚のかたちがあり、また心下に難ありの特徴があります。ここに真武湯を行けば数服で回陽してそれらの症状は治まりますので、この真武湯の使い方も覚えておかなければならないことの一つでありま す。

理中加附子湯　理中湯方具後傷食門

○吐瀉して慢驚と成《なら》んと欲するは、脾虚するなり。亟《すみやか》に理中加附子湯を與ふべし。此症にも外猶熱と見へながら、裡已に寒と成るゝ者あり。臨症之工心を留めて審視すべし。

小児や老人では吐瀉の後に脱力してしまい、そのまま怠い状態が続いて慢驚になる者がおります。その時陽症が見え隠れする者には銭氏白朮散や黄耆建中湯、あるいは桂枝人参湯等で太陰位の治療をすればとりとめるものでありますが、下痢劇しく、急に裏寒となるものには速やかに附子理中湯を与えれば慢驚から慢脾風にならずに済みます。これはこの時代の小児医が行う奥の手の治療であります。

理中加猪膽汁湯　方具前哯乳門

○理中湯の症にして吐瀉未だ全く已へざる時に煩して發搐の意ある者は、宜く此湯を用ふ。**此れは是れ萬蜜齋の工案**

吐瀉未全癒えずの状態ではもやは完全に少陰位であります。附子理中湯のような効き目の早い処方ではなく、理中湯でゆるりと補脾をしなければなりません。理中加猪胆汁湯はその場に使用いたします。

通脉四逆加猪膽汁湯　方具後傷食門　吐已下斷汗出而厥四肢拘急不解脉微欲絶者

○兒科が慢脾風と稱する者、多く此症あり。吐已下斷は愈んと欲するの兆には非ずして、胃亡脾絶の候なり。そのうへ汗出て厥し四肢拘急解せず、脉微、絶せんと欲す者は、命且《まさに》夕に在り。此に至て微飲微湯は兒戲のみ。通脉四逆加猪膽汁湯或は萬が一を救ふべし。

通脉四逆湯の証は主治にあるとおりでありまして、確かに吐下はありましたが、この時は吐下は既に止んでおります。そして発汗四肢拘急しているわけであります。吐下が治まったのは治る徴候ではなく、ここでは胃亡脾絶と書いてありますが、脾胃がもはや機能していない状態になってしまったからでありまして、そういう状態で発汗四肢拘急しているわけであります。外見は発汗四肢拘急ですから抑肝散や竜胆湯の証に見えますが、脈は「微欲絶」でありますので先程の人参湯よりも一等危ない症であります。こういう時には急いで四逆湯を使う必要があります。先程の人参湯と同様に、有持桂里は慢驚風には必ず熊膽亦は猪膽を兼用しておりました。また通脈四逆湯の処には必ず灸も兼用いたします。

白通加猪膽汁湯　利不止厥逆無脉乾嘔煩者白通加猪膽汁湯主之服湯脉暴出者死微續者生

葱白四莖　乾薑一兩　附子一枚　人尿五合　猪膽汁

已上三味以水三升煮取一升去渣内膽汁人尿和令相得分温再服若無膽亦可用

○下利不止厥逆無脉は、危敗の極なり。然れども猶乾嘔煩する者は胃氣未全竭なり。此を服して脉微々に来らば生を得るに庶《ちか》し。按ずるに仲景所用の猪膽汁は生膽の汁を取り用ひたるなるべし。吾邦にては此品得難し。長崎立山稲佐辺にては猪を飼ひおきて商ふと聞けども、他國に於ては乾物に非ざれば得べからず。故に今は乾膽をきざみ、諸薬と同じく煎じて可なり。もし膽無きも亦用ゆべし。或は野猪膽熊膽に代るも可。人尿は五歳まで無病男兒の便を用て可なり。然し人尿穢悪、貴勝には用ひ難し。古人も之を去りし例あり。

慢驚風というよりも小児利病の解説になってまいりましたが、脾胃虚脱して意識を失ったり朦朧とした状態になるもののことを、この時代には慢驚でさらに陰位のものということで慢脾風と言っておりました。白通加猪胆汁湯の場は下痢不止四肢厥冷無脈の状態でありまして、それは凡そ死症であります。しかし乾嘔があるわけですから胃気はまだ有るわけです。こういう時に白通加猪胆汁湯を使います。これでとりとめることがあります。またここにも灸を併用いたします。

ここに猪胆汁について触れておりますが、猪胆汁は家畜の豚の胆嚢あるいは胆汁のことであります。江戸時代には普通には豚を飼育しておりませんので猪胆汁はなかなか手に入らず、却って野猪や熊の胆汁の方が手に入りやすかった経緯もあり、後藤艮山や香川太沖などは熊膽ばかりを使用しておりました。ところが江戸中期以降になりますと、長崎では豚を普通に飼育していたようであります。この時代に『長崎聞見録』（広川獬著）という冊子がありまして、長崎の有ること無いことを図入りで紹介してある面白い本なのですが、そこに「家猪」、つまりは豚のことが書かれてあります。そこに長崎の立山または稲佐等に多く飼っていたと書かれてあります。ですから『校正方輿輗』が書かれたこの時代には猪胆汁は比較的手に入りやすいものになっていたと思われます。

これで一通りの急驚から慢驚、慢脾風の治療についての解説は終わりになります。

○急驚便閉腹滿の者、此を用て一下を取れば卽蘇す。紫圓の用は千金驚癎篇に懇到織悉、讀て知るべし。文繁きを以て茲に錄せず。

驚風に紫丸を用いる場は、腹の通りが悪く、腹満して発搐するような場合に用います。また腹満発搐の癖がある児には、毎日少量の紫丸を服用させれば驚風予防の効果があります。しかし現在は巴豆を使用しにくいので、なかなか紫丸を使うのは難しいと思います。

琥珀散

○驚搐涎潮の者、錢氏に利驚丸有て以て其痰を下し、陳氏に苣蝎散有て以て其痰を吐し、湯氏に奪命散有て以て其痰を墜す。吾家にては但琥珀散を用ゆ。此散虚實を不論して隨用隨効す。

驚風には痰喘壅塞し、そのため咳嗽あるいは吐涎し、または腹満や乾嘔などあって治療に難渋する場合があります。その時青磁石や青礞石あるいは牽午子などが入る利痰の散剤あるいは丸薬を兼用すれば、比較的早く治療できるのでありますが、そこに有持桂里は婦人の経水不調に用いる琥珀散を使うのだと此に書いてあります。これは有持桂里独自の発明でありまして、私も少し驚きました。というのは、以前私はここには牛黄通膈丸という牽午子大黄などが入る丸薬を使用しておりましたが、驚風の、特に下血や衄血を兼ねる者に対して琥珀散から四物湯の成分を抜いたものを糊丸にして「治乾血円」あるいはただ「乾血円」と呼んで使用していまして、最近は殊に驚風の場合にはそればかりを使用しておりました。しかしそういうことを書いた文献がないのでそのことを公にはしていませんでしたが、まさにここに書いてあるではありませんか。かつて金沢大学教授で現広島大学の小川恵子先生に言われたことがあります。「先生が考えたと思うことは大抵先人が既に行っていることだから、発言には気をつけてくださいね」と。驚風に琥珀散を兼用すること既に先人行われしでありました。

通関散　牙關緊急者以此入鼻中候得噴嚏口開隨進湯薬

○急驚牙關緊急の者、軽きは其面に水を噴き、重き者は此散を以て鼻中に吹く。散入り口開かば證を眡《みつめ》て之を治せよ。若し口開かざる者は必死不治なり。

主治にある「牙疳緊急する者」とは、口噤のことでつまりは痙攣強直のため歯を食いしばってしまい口を開かない者のことであります。これは急驚の全く初期に見られることでありまして、痙攣発作で口を開けることが出来ないので薬汁を飲ませることが出来ず、そのため治療が出来ないわけであります。そういう者にはまずは顔面に冷水を弾きますと、ビックリして口を開ける者がいるそうでありまして、口を開けたら随症の薬を投与することが出来るわけであります。水を弾いても口を開けない者には通関散を鼻の穴に吹くと、クシャミをするときに口を開けるので、その瞬間に薬汁を流し込みます。通関散は細辛皂莢二味の散薬でありますが、瓜蒂一味で代用も可能だそうであります。また、それでも口を開けないときには、湧泉や隠白に灸をしたり、刺絡で血を出したりして口噤を緩める方法なども用いられておりました。

鍼灸爪法

千金巻之十驚癇條云、唯陰癇噤痙可鍼灸爪之、又云、目反上視眸子動當灸云々、又云、若風病大動手足掣瘲者盡灸手足十指端

○陰癇は後代所謂慢驚是れなり。此病對症の藥を與へ、章門天樞神闕氣海其外所處、

艾灸數百壯して起死回生の者閒々之有り。然るに萬全曰、驚風未嘗見因灸而活老嫗鄙婦無術只投艾火と。萬氏は啞科の巨擘なるに、如何《いずく》んぞ此の無稽の言を發す。艾灸などは小數《ハシタゴト》なれども、是れも亦濟生の一助なり。因て來學の爲めに表して、以て之を告ぐ。鍼は最古技といへども吾其法を知らず。爪とは爪にて候ふなり。凡そ病危きに臨み、章門邉に爪をたつるに聲を發する者は、內氣猶存ずるなり。もし聲せざる者は內氣既に盡《つくす》るなり。內氣盡る者は藥すとも不及《およばざる》なり。千金方去古未達、陰癎噤瘂可鍼灸爪と云ふが如き言、簡にして意到る。誠に幼科の肯綮なり。眸子動當灸と言に至ては尤玄機有り。味ふべし。

これは慢驚風に対する診法治法であります。いつもボーッとしていて恍惚としているような小児には、薬ならば通脈四逆湯などの類をいくわけでありますが、それに並行して章門に灸を施すと治りが早く予後も良くなるものであります。ここでは「驚風は未だ嘗て灸に因り活する者を見ず、老嫗や鄙婦の術無き者には只だ艾火を投ず」と萬全が言っており、それは間違っていると言っておりますが、『幼科発揮』のどこを見てもこのような文章はなく、結構探しましたらどうやら『晋済方』の「急驚」の説明にこの文はあります。なるほど急驚ならば多くは熱に因るものでありますから、艾炷を忌むのは当然であります。しかし一方慢驚風は陰症の驚風でありますから、灸は当然の治療になるわけであります。驚風でも陽症と陰症では治療が反対になるわけであります。かつて一女子慢驚風を患い恍惚として小学校に行くことも出来なかったという者がおりまして、それに章門の灸を施し、痞児の母が看護師だったので灸を持ち帰らせ自宅でも毎日灸をしてもらいましたら、慢驚風は治りまして、数年後その女子は水泳のジュニアオリンピック選手にまでなったということで、大変悦ばれたことがありました。近年登校拒否児は増える傾向にあります。落ち着きが無く動き回り協調性に欠けるために登校できないという者ではなく、大人しくボーッとしていて性格内向き傾向の者には章門の灸は効果がありますので、是非試してみてください。陽症の子供は灸を嫌がりますが、こういう子供は灸をしても大人しくじっとしていられるものであります。章門はだいたい脇下四寸の処にありますが、私はそこよりも少し前方の乳頭より少し下の外側寄りのところに灸をしております。

『千金』の文がこの主治に載せてありますので読み下しをつけますと「千金巻之十、驚癇條に云ふ、唯だ陰癎の噤痙は之に針、灸、爪すべし、又た云ふ、目反らし上視し眸子動くものは當に灸す云々、又た云ふ、若し風病大いに動き手足掣瘲する者は盡く手足十指端に灸す」となります。ここでいう「陰痫」は「慢驚風」のことで、「風病」とは「驚風」のことであります。この時代、荻野元凱からの流行で刺絡という鍼を刺して血を出す治療法が盛んに行われておりまして、ここの「十指頭の灸」も実際には十指頭から血を取る方が手足掣瘲はよくゆるむそうであります。

續方

治小兒慢驚百藥不効者葛亟相方　宋王璆是齋百一選方

大川烏頭去皮臍生用　全蝎各等分

右㕮咀每服半兩水兩大盌生薑五十片煎至三四分去渣逐旋以藥注灌之

全幼心鑑に烏蝎四君子湯あり、醫學入門に烏蝎散あり酌で用ゆべし。

『医学入門』の烏蝎散は人参湯に烏頭全蝎を加えたような処方でありまして、小児の慢驚で四逆湯や人参湯まで用いてもなかなか醒めない者に使用いたします。つまりは慢驚風難治の者には随症方に烏頭と全蝎を兼用すれば良いわけであります。これも慢驚治療の一手法でありますので、此処に『百一選方』の一方を載せてくれております。

附記

湊屋榮蔵女孩生下五六十日、大に喘咳を患ふ。欬する毎に目飜し手搐し、胸腹滿悶、苦楚不可言。黒散を始め麻杏甘石越婢加半夏、攻下丸散まで數方兼ね擧げ錯へ施せども一も効を得ず。遂に手足厥逆、脉細絶せんと欲すに至る。此に於て余固辞すれども、病家強て請ふ。蓋し此子悪症萬々なるに、乳を與れば吮ふ事は平生に異ならず。此の一症疑はしく覚へ、且つ余が肘後《トツトキ》猶を一方の神丹あり。因て復た之を與へ服せしむるに、欬喘稍定まり搐復發せずして、遂に保全を得たり。丹は品多く製煩きを以て茲に載せず。蓋し咳嗽致搐の症は尋常醫書に論じ及ぼさず。獨り陳復正幼々集成云、痰涎壅盛而致搐者蓋因咳嗽聲不能轉所以瞪目直視此肺病兼見肝症又金粟丹方下云治欬嗽上氣喘急不定嗽聲不轉眼飜手搐。陳氏搐の一症に於ては詳悉懇到、誠に古今の秘蘊を發せり。

吾徒好蘭學者あり。其言に曰、小兒驚風阿片末少許を以て白湯に調へ服さしめ、少時熟睡すれば痊安を得と。

驚治して後靈覺《チエ》なく癡人と成る者、往々之れ有り。先哲の説に尅伐の藥を用ひ、暗ニ元神ヲ損ズル之致ス所ナリと云。愚案ずるに、不然。此れ其病至酷至烈、神氣之爲ニ奪ハレタルなり。大人といへども傷寒温疫になやまされ瘥へて後、失心する者あり。況や兒童臟腑脆嫩、一たび暴烈の病に悩まさるゝ寸は、元神損せざるばからじ。もし先哲の説の如くんば暴劇の病に罹るとも駃藥用ゆべからず乎。盖し是れ病有て是れ藥を用ゆ、藥入て病之を受るに、何ぞ害之れ有らんか。初學前説に拘て擧用の機を失する事莫れ。

附記に三つの文章が挙げられております。一つ目は湊屋の娘が喘息を患い、千金黒散や麻杏甘石湯など複数の喘咳の治を施したけれども全く効果が無かった。そして実はこの病の本体は馬脾風ではなく驚風であったので、ある丸薬を用いて治したとあります。実はこれは八谷子良の『方輿輗』では欠文となっているところであります。そしてこのとっておきの丸薬とは、別な有持桂里の著書によれば『萬病回春』急驚門にある「霊砂丸」であります。参考のために左に霊砂丸を載せておきます。

靈砂丸　回春　治小児風痰驚積至危篤者如神
南星　半夏　巴豆各五錢　全蝎　朱砂一錢半別一錢半為衣　䗪蚕七分　輕粉少許
上爲末水和丸如黍米大○恵美三白試効小少痰喘馬脾危急驚搦瘈瘲大人中風痰涎危急此
方奇効

という特殊な処方でありまして、確かにいつも製しておくような丸薬ではありません。
随症方に兼用して用います。後の二つの文は各自読んでおいてください。

疳癖

○疳疾の事、素靈等の古書に載せず。錢氏小児直訣に五臟の疳を論ず。是れ全く今の疳疾なり。然れば此の病名、宋元時分より專ら唱へし事と見ゆ。案ずるに正字通に、小兒食甘物多生疳病と注すれども、今を以て之を観るに、或は虫より生ずる者有り、或は胎毒より發する者あり、其他もろ〳〵大病久疾の後、氣血衰少して此病と成る者、世に甚多し。起因は一ならずとも、形症は畢に是れ皆相同じ。故に通じて之を疳と呼ぶ。方書に二十六歳以前を疳と稱し、二十六歳以後を勞と謂ふ。此れ其脉症治例、大同といへども少く異なる事あるを以て其名を二つにするなり。
○癖は癖結癖積塊癖など、連續して腹中に結ぼれたる物を指し云。其結多く脇腹隠僻《カタカゲ》の處に在るを以て疒に从《したが》ひ辟に从ふ。方書に乳癖食癖の目あれども、大半胎毒結聚するなり。凡疳を病む故に疳とばかりにては盡さず。癖とばかりにても盡さず。疳癖二字相將《ひきい》て病の情狀具《そな》はるなり。故に今合して一門と爲す。

疳癖の児を一言で言うならば「瘠せすぎの小児」のことであります。疳癖の甚だしい者になりますと、あばらが見えるほど瘦せ、腹だけが突き出て、体に多く瘡があるという外見になりまして、まるで餓鬼のような容姿になってまいります。『銭氏小児直訣』巻三の冒頭に疳について書かれてあるのでそれを引用しますと、「凡そ小兒、疳が五臟の内に在れば目腫れ腹脹瀉利し、青白に體《からだ》だんだん痩弱す。疳外に在れば鼻の下赤爛し、頻りに鼻耳を揉み或は肢体に瘡を生ず」と書いてありますが、これは疳癖の特徴をよく捉えております。またよく「五疳」という言葉を聞きますが、それは肝疳・心疳・脾疳・腎疳・肺疳のことで五臟に対して疳を配当したものであります。

さて、疳は疒に甘いと書きますが、『正字通』という字典には「小兒が甘物を多く食して生ずる病」と書いてあるらしいのですが、『医学入門』をみると「疳は乾也」と書いてありまして甘と乾は音が通じているので甘の字で代用しているのであり、乾くとはつまり瘦瘁して血少であることが書かれてあります。『入門』ではその続きに、疳と労病が基本的に同じものであることが述べられ、その区別は二十歳以下の羸瘦少血を疳といい、二十歳以上を癆というと書かれています。つまり疳は「気血を消耗」してなる虚損の病でありおます。原因は過食や小食などで脾を破ることや、昔は寄生虫や胎毒、その他大病などで気血消耗するなどいろいろありますが、結局は羸瘦して乾くという所に向かうのでそれらはみな疳でよいわけであります。

次に癖についての説明がされております。兒は多く胎毒や乳癖により病を惹起するわけでありますが、それが腹に着くときの特徴が「脇腹隠僻」のところなので、「癖」という字が当てられていると書いてあります。これはどういうことかと申しますと、腹の真ん中ではなく脇に寄った場所に着くという意味でありまして、確かに胎毒は右の脇腹に付いていることが多く、そういう兒は疳を病みやすいので二つ合わせて疳癖と呼ぶわけであります。それらを踏まえて処方を見てゆきましょう。

小柴胡湯
大柴胡湯
○嬰兒の疳、胸脇に係る者は柴胡の主治する所なり。小大柴胡柴胡薑桂八神淨府の類、症に隨て擇み用ゆべし。

疳癖の兒は羸瘦して多く煩熱をはらみ、また胸肋膨脹なども多く見られるものでありますから、大小柴胡の類は小児の疳癖には最も多く使用される方剤になります。疳癖は虚労と同じであり、虚損の病であっても煩熱を制さなければ血乾は進行してゆきますので、まずは小柴胡や柴胡加芒硝、大柴胡までも使用して煩熱をしっかり取り除くことが大切であります。羸瘦しているからといっていきなり補剤を頼むのは却って兒を斃すことになりますので、よく注意を傾けて脈を覗うことが重要であります。

八神湯　見千金巻之十二八神者吾塾假稱也　治心腹痞滿萎黄瘦瘠四肢痿躄繚戾方
芍藥　柴胡　大黄　人參　乾薑　甘艸　鱉甲　茯苓

右八味水煎服
○此方を用るには、心腹痞満がめあてなり。千金に此れを癖結腸満門に出だせるは理なり。嘗て一女子有り。年十歳ばかり、痏瘦面色萎黄兩足痿軟して起する能はず。其母横に抱て吾廬《いおり》に至る。之を診するに、心腹甚痞満す。卽此湯を作て與へしが漸く快く、不日に人の扶掖《ふえき》を湏《ま》たずして歩屧《アルキテ》し來れり。夫れ心腹和暢すれば四肢痿躄制せずして自愈ゆる事妙なる哉。凡そ嬰兒諸病心腹痞満の候あれば、余此を以て救療する者、數へ紀すべからず。

八神湯のゆく心腹痞満は大柴胡湯を用いても痞満が除ききれないというような場でありまして、痏癖腹満の一段陰位にある場であります。この時期には痿躄とはいかないまでも足がなんとなくふらふらしてうまく踏みしめられないというような繚戻の症状も現れてきておりますが、それを目標にして虎脛骨湯などの痿躄に特化した処方を使わなくても、腹満を目標に心腹を暢和すれば自然と足にも力が入るようになってまいります。ここに十歳女子の治験が挙げられておりますが、このようなことは実際にあることであります。また、大便秘結する者には乾姜を除いて枳実を入れたり、逆に下痢と汗が著しい者には大黄を除いて黄耆を入れるなど、うまく差し引きして用いても可であります。

柴胡桂枝乾薑湯　方具後癥疝門

小兒疳症種々といへども、胸脇滿して微結せば此湯を與《あたふ》に宜し。胸脇和するときは他症自ら去る。小野氏男年十一二、疳を患ふ。幼科疳藥を用る事數十日、病日に加重して勞と成らんと欲す。余之を診するに、胸脇滿微結。全く柴胡桂枝乾薑湯の主る所なり。因て劑を作て之を與ふ。四五日にして知り、五旬に至て諸症全く去る。其父曰、兒疳を病むに、師《アナタ》は餘治を爲す、然るに是如く速に効あるは何の故ぞと。余曰、凡そ病を治するに定方なし、症に隨て宜きを制せば何の藥か中たらざらん。徒に消疳肥兒《しょうかんひじ》の名に頼《たのみ》て功効を取らんと欲するは活なきなりと。

柴胡桂枝乾姜湯の目標は「胸脇滿微結」です。これが見られたら柴胡桂枝乾姜湯を速やかに使用いたします。胸脇満微結は胸脇苦満と違って、胸脇腹壁の筋緊張はなくそこは柔らかで、専ら腹壁よりもずっと奥の腎があるあたりの内臓に沿って水腫のような形で左右で手に応ずるものであります。胸脇満微結の微結の位置は左右対称でないことも多くありまして、また満微結の甚だしい者は腹部大動脈に沿ってずっと上から下まで微結を手で触れることができます。柴胡桂枝乾姜湯の場になりますと、小便が出にくくなったり非常にだるがったりという少陰の徴候が出てまいりますので、そのとき速やかに柴胡桂枝乾姜湯を使用しなければならず、期を逃せばあとで治療に難渋することがありますし、またうまく寒瘧の時を捉えて処方すればその效はまさに神の如しであります。

浄府湯　回　小兒一切癖塊發熱口乾小便赤或澁者
柴胡　茯苓　猪苓　山査　澤瀉　三稜醋炒　黄芩　白朮　半夏　人參各八分　胡連
甘艸各三分
棗薑水煎
○癖能く寒熱を発し、能く潮熱を作す。其重きは絶食妄語傷寒温疫に疑似する者あり。此の如きは候を守る事一二日、果して是癖なる事を知らば、浄府湯與ふべし。其効古の柴胡諸湯に勝る事有り。見る可し、後代にも亦精妙此の如き事有り。故に余常に子弟に語て曰く、古方執《と》る可く膠《こう》す可からず、新方擇《えらぶ》可く廢《はい》すべからず。

痞癖を痞疾と癖疾に分けるならば、浄腑湯は癖疾に対する薬でありまして、この頃の後世家は癖疾といえば浄腑湯というぐらいに用いていたものであります。癖疾は腸壁に胎毒や乳積などが張り付いてなる病、つまりは消化管内外の瘕痕や癒着のようなものですから、そういう意味で古方家は硝黄丸並びに紫丸や乾漆丸を用いて癒着をとりながら小建中湯や大小柴胡などを投じた方が良いと考えていたわけであります。ところが癖疾には水腫に因る者があり、わけて胸脇に付く者の中にはその腫れが肋膜にまで及ぶものがありまして、それに対してはなかなか大小柴胡や柴胡加竜骨牡蠣湯、柴苓湯などを用いてもはきはきと治らないものがあります。これには浄腑湯はとてもよく効きます。私の知り合いの内科医が、自分の妻が吐き気嘔吐し時に発熱して仕事に行けない状態であり、西洋薬漢方薬いろいろ試したけれどもどうにもならないということで、私のところに依頼をしてきました。彼は古方にはかなり明るいので妙だなと思いながら診察したのですが、腹満して煩熱強い状態でしたから癖疾には癖疾だろうと思いながら、一回大柴胡湯に鱉甲の入る丸薬を併用して煩熱あらかた除いてみたのですが、腹満はもとのままあり吐き気も半ばあるという状態でしたので、もう一度よく見たところ、心下の肋軟骨から胸脇の肋骨の骨膜上に張り付くような水腫がありまして、そこを按圧すると結構痛む状態でしたので、浄腑湯に鱉甲丸併用して与えたところ、腹満も吐き気も止んで治療を終えられたということがありました。なるほど古方の処方ばかりではこうも綺麗に行かないだろうと思いました。

鷓鴣菜湯　方具蟲門

○疳疾羸痩腹獨脹、往来寒熱或泄下臍邉塊結、有時痛み、食にむら有りくせ有る者は、虫に心を着くべし。真的に是れ虫なる事を認め得ば、設使《もし》肉脱如柴に及ぶとも鷓鴣菜湯を用ひ、或は紫丸兼施して神効を得べし。然し此等の治は考成煉達の醫に非ざれば不可爲の術なり。

鷓鴣菜湯は虫下しでありますが、それを疳癖に用いることはこの当時当たり前だったようであります。鷓鴣菜湯の用いる癖疾の場は蚘癖といわれる場でありますが、単に往来寒熱して気難しがり食の好き嫌いが激しく食べる量の大小にもムラがある兒には、もしや蚘癖かもしれないと思って鷓鴣菜湯を使うというのが第一の用い方であります。鷓鴣菜湯にはもう一つの使い方がありまして、そういう単に我が儘なだけの場を通り過ぎ、我が儘高じて羸痩し痩せ細り、もはや斃れるのではないかという場にも鷓鴣菜湯を使うのだそうであります。この場合は紫丸を併用するのでありますが、それで一命をとりとめることもあったそうであります。

平胃加大黄湯　方具傷食門

○乳哺不節して腹脹り體《からだ》痩せ疳に成らんと欲す者此方を用に宜し。小兒稍長大に成ても肉菓餅粑甘肥生冷の類を戒むべし。然らざれば多くは此病を致す。

戦後の子供たちは兄弟が多かったせいか、いつも腹が減っておりまして、たまに大福のようなお菓子がありますと家人兄弟たちに食べられる前に全て食べてしまう子供というのも間々居ったものでございます。そういった時に暗がりで腹痛してもがいている子が家人に発見され、大騒ぎになるわけであります。こういう飲食過度によるばあいにも平胃加大黄湯は非常に効果がありますが、ここで書いてあるのはそういうことではなく、日常つね日頃からの飲食過度により脾胃が疲れそれで腹満し、あばらが浮き出て四肢が細るというような疳労の病態でありまして、所謂痩せの大食いのことであります。腹を診ると腹満して中脘のところも硬く張っているわけでありますが、それなのにどういうわけか次から次へ飲食を引くという子は居るものであります。こういう時には大承気湯を使っても腹満は治まらずまた理中湯の類を使っても痩せはなおりません。こういう場合どういうわけか平胃散は具合がよいものであります。

銭氏白朮散 方具泄瀉門

○此方小児羸疾を通治す。疳痢疳瀉疳渇等には最妙。此に於てか近世天下充棟の醫書、此を載せざる者殆罕《まれ》なり。真に療疳の聖薬なり。

銭氏白朮散は疳の羸痩に一般的に使われますが、その使用目標は「下痢して咽口乾く」というところであります。ところで銭氏白朮散は理中湯に茯苓葛根木香藿香を加えたような処方でありまして、人参湯は下痢にも用いますが多くは喜唾を伴う者に用います。これだけみると人参湯と銭氏白朮散の違いは口渇の有無のみということになりますが、銭氏白朮散を用いる症の人は必ずと言ってよいほど、腹がやや膨らみそのどこを押しても痛がるという傾向があります。これは腸管の内腔が全体的に荒れて且つ腫れてしまい、そこから浸出液が漏れているせいで口渇になるのではないかと思いつき、驚風の大柴胡湯症で大柴胡湯をしばらく用いても今一つ腹満腹痛が除けない者に茯苓葛根木香藿香を少量加えて処方したところ、果たして非常に効果がありました。確かに下痢口渇は銭氏白朮散の目標ではありますが、猪苓湯のゆく下痢口渇とは自ずと用い場が違うこと、これを考えの参考にしてみてください。

清熱甘露飲　治痟渇

生地黄　麦門冬　石斛　知母　枇杷葉　茵蔯蒿　石膏　甘艸　黄芩

燈心水煎服

○此れ前哲治痟渇の方なるを以て茲に相具すれども、余を以て之を觀に、痟渇とて別に方劑を立つるには及ばず。尋常消渇と治を同ふして可なり。千切屋某男、此疾を患ふ。卽清熱甘露飲を服さしめて愈ゆ。日後再發、復此方を與ふるに、其効前日の如くならず。因て繰絲湯を用て全く愈る事を得たり。

『医学入門』に痟とは乾の病態であると書かれておりまして、痟は津液枯燥して乾く病態でありますから、当然口渇はあるわけであります。ここでは前哲の用いた清熱甘露飲と蚕の繭を煮た繰絲湯が挙げられていますが、あえて痟渇専門の薬を用いるには及ばないということを言いたかっただけであります。私は通例の如く麦門冬湯を用いております。

紫丸　千金云、腹中乳食不消、不消則大便皆酢臭、此欲爲癖之漸也、便將紫丸以微消之

○小兒大便酢臭なるは、乳食腹中に在て消せざるなり。此れ已に癖のきざし有り。是の如きは亟《すみやか》に紫丸を用ゆべし。用ゆる事蚤《はや》ければ微消《カルククダ》して卽解するものなり。凡そ小兒は死生を爲し易し。故に常に小不調《コゴト》あらば忽諸《ステオク》すべからず。

千金又曰、凡小兒屎黃而臭者此腹中有伏熱宜微將服龍膽湯若白而醋臭者此挾宿食不消也當服紫丸。此説亦以て參攷に備ふべし。

紫丸は当時の医療では癖疾に必ず用いるというくらいの丸薬でありますが、巴豆は今は使いにくいので私はこの場にも硝黄丸を使用しております。

このあいだ第七十二回日本東洋医学会の総会を聞いておりましたら、麻生飯塚病院の田原英一先生が紫丸をカプセルにして処方している話が出てまいりまして、興味が沸いたので早速田原先生に連絡を入れたところ、かなり詳しく教えてくれました。面白いので少し

かいつまんでお話ししますと、紫丸をカプセルにするやり方はもともと東北大学の木島先生のやり方だそうで、一カプセルにだいたい巴豆は0・1グラムくらい入るそうであります。もともと便秘の女児で下痢をした時だけ頭痛が取れるというものに紫圓カプセルを使って奏効したことを発表されておりますので（日本東洋学会誌0287―7857・67巻別冊P.255・2016・04上田晃三ら）、興味がある方は読んでみてください。田原先生本人もこの紫圓カプセルを自ら飲んでみたそうですが、水様性の下痢が結構下って腹痛もあったそうです。聞いた内容をもっと詳しく書きたいのですが、田原先生本人が『漢方の臨床』という雑誌に書くかも知れないというのでそちらを楽しみにして待っていてください。

最後に千金の漢文の読み下しをつけておきます。

千金に云ふ、腹中の乳食消さず、消さざれば則はち大便は皆な酢臭す、此れ癖と為らんと欲するの漸《きざし》なり、便は将《まさ》に紫丸を以て之れを微消せしむべし。千金に又曰く、凡そ小兒の屎黄にして臭ふ者、此れ腹中に伏熱有り、宜しく微々に将に龍膽湯を服すべし、若し白にして酢臭ある者、此れ宿食を挾んで消せざる也、當《まさ》に紫丸を服すべし。

武衞丸

○此方疳疾軽症を通治す。雀目には妙甚し。余嘗得之數十緡を費せり。今吝秘《りんひ》せず傳之同志

蟇姑丸

○小兒羸疾謂之蟇姑卽宋後に稱する疳労是れなり。此疾諸症具するを待たず蚤《はや》く此丸を與ふれば神効あり。

獺丸

○疳労其脉未數に方て用之大に効あり。

武衛丸は莪朮、乾漆、三稜、橘皮、胡黄連、使君子、丁子の七味為末糊丸の処方。蟇姑《ぼこ》丸は蟾頭、鰻鱺魚膽、蘆薈、五倍子、夜明砂（コウモリの糞）、苦楝根、天漿子、熊膽、雄黄、青黛、麝香十二味細末糊丸の処方。獺丸は獺《かわうそ》黒焼を為末糊丸の処方であります。この三つの丸の違いを言いますと、武衛丸は虫下しの丸であり、蟇姑丸は一般的な疳薬、獺丸は疳労に用いる丸薬であります。現代はどれも使うことがないので詳しい説明は要らないと

思います。

灸

◯疳疾形氣未衰者は章門に灸すべし。其効藥石よりも勝れり。鍼灸聚英に、章門に灸する事各七壯とあり。今も炷を大にして數を少くする事有り。案ずるに、凡そ灸は小炷多壯を良とすれども、小兒は灸數多くしがたきが故に、炷を大にして數を少くする事あり。やむを得ずの一手段なり。播州に疳醫者とて世に鳴るの師あり。西より東より疳兒群り來て履常に戸外に滿つ。其術章門の灸に過ぎず。さて灸に一壯二壯と云は壯人を以て準とする辭なりと古人の注あれども、嘗て竊《ひそか》に此れを疑ひしが、頃口一老醫の説を聞くに、炷壯字形相似たるを以ていつしか寫《うつ》し誤るならんと云。此説極是。

かつては疳で落ち着きのない子供に対して章門に灸をしておりました。疳兒は前に述べた慢驚風の小児と違って灸をすると大騒ぎで暴れ回ろうとしますので落ち着いて幾壮も灸を据えることが出来ませんので、炷艾を大きくし、そのかわり壮数を一回か二回にしていたそうであります。

續方

黄芪湯　全幼心鑑巻七十四　治嬰孩小兒疳労

人參　黄芪　當歸　川芎　芍薬　生芐　蝦蟇炙去足　鱉甲醋炙各壹戔半　茯苓　陳皮　半夏　柴胡　史君

右㕮咀用生薑三斤棗壹箇去核同煎食前服

○疳疾身瘦せ腹脹り労候已《すで》に見《あら》はるゝ者、此を用て救活する者少からず。新方多味効なしと謂て之を擯斥《ひんせき》する事勿《なか》れ。

集聖丸

○主治の詳なるは丸散部中に在り。文繁きを以て茲《ここ》に不擧。

天雉丸　治疳虫諸症

○疳眼に尤妙

治疳眼方

雞肝一具
右以酒一中盞、薄味味噌汁二中盞、煮熟爲膏、七日服盡
○夏月は腐敗し易し。七日を終へずして服し盡すべし。

集聖丸は蘆薈、五霊脂、夜明砂、砂仁、橘紅、木香、莪朮、史君子、川連、川芎、乾蟾、当帰、青皮を猪胆汁と小麦粉で煉り丸にしたものであり、天雉丸は鶏膽黒焼、葛粉、決明子の三味為末糊丸の丸薬であります。これも今は使うことがありません。先程から頻りに「目」について書かれてありますが、疳兒は体が乾き痩せてゆくわけであります。それが目に及ぶと目がカッサカサになって皺になり、極端に目の見え方が悪くなってしまいます。それには動物性の薬を使うのでありますが、おおまかにはハモの胆（きも）、鶏のキモ、カエルやカワガラスなどが用いられて居りました。また、そういった生き物の黒焼専門の店舗もありました。今もある漢方薬製造大手の小太郎漢方製薬の始まりは黒焼専門の薬局だったそうであります。

小兒好《このん》で生米、紙、炭、磚瓦、泥土の類を愛喫するは、皆疳の漸《きざし》なり。治方疳藥にても

すむ事なれども、余嘗て老師の傳にて其愛喫する所の物を丸藥と爲して服せしむ。速驗あり。回春を閲するに、四寶丹の方あり。卽此の手段なり。

附記

往年一醫筆記の冊子を讀む。其中疳説あり。時に余專ら養少《セフニカ》の道を講ず。幸に抄して備考となしおきしが、近ごろ叢書を閲するに及で、此説を點撿《てんけん》するに、言野《コト》なれども大に旨あり。其先師と稱する者、誰人なる事を知らずと雖も、頗る見あり。故に今改竄を加へず循舊錄之如左。先師曰、疳の字中華の名醫、何れの代より起る事を知らず。能く書たる字なり。疒に从甘に从。小兒は天性甘き物を嗜む。常にきげんあしく、泣事あれば父母其泣を止んとて、ひたすら甘味を與ふ。故に其甘き毒氣日々に蓄積して脾胃調《ととのへ》あしく、食物消化し難き故に其氣日々に殘りて餓鬼の如く痩る。それを衆醫古書に泥んで終に病因を知らず、補藥を用て病日に重くなるなり。疳を治するには瀉を用ゆべき事なり。是卽中國名醫の傳にて書にても在、と先師言はれたれども、何の書と言事を知らず。凡そ疳疾の六《む》つかしくなるは、中華の名醫、疳療に通ぜずして藥方を後世に書き遺せるゆへ誤るなり。

いよいよ小児門も最後になりました。痩せた小児の治療には黄耆建中湯や小建中湯を使うことも多くありますが、この『校正方輿輗』の疳門には小建中湯の類が載せてありません。といいますのには理由がありまして、疳児の治療に妄りに補薬を使うと却って兒を傷る恐れがあるからであります。ここの文章の解説に代えて一つ症例を挙げておきます。

かつてやせた少女が来院したことがありました。小さいので小学校一年生かと思いましたが、実際は小学校六年生でありまして、主訴は下痢嘔吐でありました。幼少の頃から小児科に通っており、制吐薬や止瀉薬、小建中湯の類を与えられていましたが、全く効果が無くここまで来てしまったそうであります。脈を診ると糸のような細い脈であり、腹を見ても奇麗に腹直筋が二本竹のように緊張しておりまして一見小建中湯証のようでありました。しかし脈をよく診ると細い中にもつき上がる気味がみてとれましたので、柴胡加竜骨牡蠣湯を処方しました。するとすぐに食欲が出て来まして、体も潤ってきました。それで脈を再び診ると柴胡加竜骨牡蠣の脈そのものでありまして、見た目の貧弱さとは異なり必要以上にしっかりとした脈に変わっておりました。母親には大変感謝されまして、泣いて喜ばれたことがありました。この小児も疳の治療に通じた医者にもっと早く出会えていれば、あるいはもう少し成長できたかもしれません。

これで小児門の解説を終わります。

校正方輿輗巻之四終

あとがき

この『校正方輿輗』ですが、前に刊行した〈婦人門〉とこの〈小児門〉を併せた四巻が文政一二年ころまとめて発刊されています。『校正方輿輗』自体は全部で一五巻あるのですが、有持桂里本人による最終校正が行われたのはこの四巻までで、残りの一一巻はずっと発刊されず、それから約二〇年を経てはじめて発刊されることになります。というのは実はこの四巻までを発刊した後に有持桂里は亡くなってしまいました。この四巻の続きを出版するにあたり、有持桂里の弟子の甲賀元棟は江戸幕府が出版規制を厳しくした時節とあいまってかなり苦労したようですが、その話は次回の疝門でしたいと思います。

さてこの私が書かせていただく御縁を得た解説本のほうですが、たにぐち書店の『月刊漢方療法』に毎月連載している「校正方輿輗解説講義」をまとめた単行本になります。その一冊目が〈婦人門〉、二冊目がこの〈小児門〉になります。これは有持桂里の『校正方輿輗』の三巻・四巻の内容全部とその解説についての記事からなるものです。一巻目の〈婦人門〉の時もそうでしたが、今回の〈小児門〉を発刊するまでの間もいろいろと寸進尺退、なかなかスムーズに事が運ばず、ここに至るまで私自身かなり苦労いたしました。『方輿輗』は漢方家ならば誰もが知る名著ですが、それにもかかわらずこれまで解説書が出されなかったことは不思議なことでして、何か特別に厭成的な力が働いているようにも感じられます。

ともあれこの刊は無事出版に漕ぎつけました。出版できるまで見守ってくださったたにぐち書店の安井社長や吉村さん、その当時調べ物を買って出て大活躍した清泉女子大（現・山梨大学）の長田直子先生、毎日私を支えてくれている病院関係の方々や地元山梨の皆さん、『月刊　漢方療法』編集長であり師である織部和宏先生や山梨県部会幹部をはじめとする日本東洋医学会学会関係者の皆さん、さらにはいつも私を励まし常に前進するよう仕向けてくださる広島大学の小川恵子教授には今回まえがきを書いていただきました。その他大勢の関係者に感謝の意を表します。

二〇二四年四月上旬　於身延山久遠寺桜庭　菅原 健

【著者略歴】

菅原 健（すがわら たけし）

平成 9 年（1997）山梨医科大学医学部医学科を卒業、その後同大学麻酔科に入局。同 14 年より織部和宏先生に師事。同 23 年には漢方治療や麻酔治療に対応した健友堂クリニックを開業。同時に山梨大学医学部非常勤講師となり漢方医学の教鞭を執り続けている。令和元年日本東洋医学会奨励賞受賞。同 4 年からは健康科学大学特任教授。
著書『有持桂里方輿輗解説』『校正方輿輗解説講義（婦人門）』（以上たにぐち書店）、『知られざる日本漢方のチカラ』（幻冬舎）。

校正方輿輗解説講義〈小児門〉

2024 年 8 月 26 日　第 1 刷発行

著　者　菅原 健

発行者　安井 喜久江

発行所　㈱たにぐち書店

〒 171 - 0014　東京都豊島区池袋 2 - 68 - 10
TEL. 03 - 3980 - 5536　FAX. 03 - 3590 - 3630
たにぐち書店 .com